Hardy Schweigel

ADP-induzierte Tyrosinphosphorylierung in humanen Thrombozyten

Hardy Schweigel

ADP-induzierte Tyrosinphosphorylierung in humanen Thrombozyten

Proteindomänen-basierte Untersuchung der ADP-induzierten Tyrosinphosphorylierung in humanen Thromboyzten

Südwestdeutscher Verlag für Hochschulschriften

Impressum/Imprint (nur für Deutschland/only for Germany)
Bibliografische Information der Deutschen Nationalbibliothek: Die Deutsche Nationalbibliothek verzeichnet diese Publikation in der Deutschen Nationalbibliografie; detaillierte bibliografische Daten sind im Internet über http://dnb.d-nb.de abrufbar.
Alle in diesem Buch genannten Marken und Produktnamen unterliegen warenzeichen-, marken- oder patentrechtlichem Schutz bzw. sind Warenzeichen oder eingetragene Warenzeichen der jeweiligen Inhaber. Die Wiedergabe von Marken, Produktnamen, Gebrauchsnamen, Handelsnamen, Warenbezeichnungen u.s.w. in diesem Werk berechtigt auch ohne besondere Kennzeichnung nicht zu der Annahme, dass solche Namen im Sinne der Warenzeichen- und Markenschutzgesetzgebung als frei zu betrachten wären und daher von jedermann benutzt werden dürften.

Coverbild: www.ingimage.com

Verlag: Südwestdeutscher Verlag für Hochschulschriften GmbH & Co. KG
Heinrich-Böcking-Str. 6-8, 66121 Saarbrücken, Deutschland
Telefon +49 681 37 20 271-1, Telefax +49 681 37 20 271-0
Email: info@svh-verlag.de

Zugl.: Hamburg, Universität, Diss., 2011

Herstellung in Deutschland (siehe letzte Seite)
ISBN: 978-3-8381-3368-3

Imprint (only for USA, GB)
Bibliographic information published by the Deutsche Nationalbibliothek: The Deutsche Nationalbibliothek lists this publication in the Deutsche Nationalbibliografie; detailed bibliographic data are available in the Internet at http://dnb.d-nb.de.
Any brand names and product names mentioned in this book are subject to trademark, brand or patent protection and are trademarks or registered trademarks of their respective holders. The use of brand names, product names, common names, trade names, product descriptions etc. even without a particular marking in this works is in no way to be construed to mean that such names may be regarded as unrestricted in respect of trademark and brand protection legislation and could thus be used by anyone.

Cover image: www.ingimage.com

Publisher: Südwestdeutscher Verlag für Hochschulschriften GmbH & Co. KG
Heinrich-Böcking-Str. 6-8, 66121 Saarbrücken, Germany
Phone +49 681 37 20 271-1, Fax +49 681 37 20 271-0
Email: info@svh-verlag.de

Printed in the U.S.A.
Printed in the U.K. by (see last page)
ISBN: 978-3-8381-3368-3

Copyright © 2012 by the author and Südwestdeutscher Verlag für Hochschulschriften GmbH & Co. KG and licensors
All rights reserved. Saarbrücken 2012

Inhaltsverzeichnis

1. Einleitung 4
   1.1. Signaltransduktion durch Tyrosinphosphorylierung 4
   1.2. Src-Homologie 2 (SH2)-Domänen 6
       Aufbau und Funktionalität 6
       Bindungsspezifität 8
   1.3. Thrombozyten 10
       Aufbau, biologische Funktion und medizinische Bedeutung 10
       ADP-vermittelte Signaltransduktion in Thrombozyten 12
   1.4. Tyrosinphosphorylierung in Thrombozyten 13
   1.5. Untersuchungsmethoden für Tyrosin-phosphorylierte Proteine 15
       Ursprüngliche Untersuchungen der Tyrosinphosphorylierung 15
       Globale Phosphotyrosin-Proteomanalysen 16
       SH2-Domänen zur Phosphotyrosinuntersuchung 18

2. Zielsetzung der Arbeit 20

3. Material und Methoden 21
   3.1. Material 21
       Antikörper 21
       Chemikalien 22
       Vektoren 22
       Zelllinien 22
   3.2. Methoden 23
       3.2.1. Proteinchemische Methoden 23
       SDS-Polyacrylamidgelelektrophorese (SDS-PAGE) 23
       Western-Blot im Tankblot-Verfahren 23
       Nachweis von Proteinen auf Membranen (Western-Blot) 23
       Far-Western-Blot 24
       Ablösen von Antikörpern und SH2-Domänen von Membranen 24
       Phosphopeptid-Bindungsassay 24
       SH2-Domänen Pulldown 25
       Massenspektrometrie 25

Einleitung

Immunpräzipitation ... 26
Phosphataseverdau auf Membranen ... 26
3.2.2. Molekularbiologische Methoden ... 26
Klonierung von SH2-Domänen für die bakterielle Expression ... 26
Klonierung von Proteinen für transiente Transfektion in HEK293-Zellen ... 27
Expression biotinylierter SH2-Domänen in *E.coli* als GST-Fusionsprotein ... 27
Aufreinigung biotinylierter SH2-Domänen ... 27
3.2.3. Zellbiologische Methoden ... 28
Kultur von Zellen ... 28
Transiente Transfektion ... 28
Herstellung von Proteinextrakten aus kultivierten Zellen ... 28
Herstellung von Proteinextrakten aus Thrombozytenkonzentraten ... 28
3.3. Statistik und Datenauswertung ... 29
Statistik ... 29
Auswertung des Phosphopeptid-Bindungsassays ... 29
Densiometrische Auswertung von far-Western-Blots ... 29

4. Ergebnisse ... 30
4.1. Herstellung und Charakterisierung von SH2-Domänen ... 30
4.1.1. Klonierung und Expression von SH2-Domänen ... 30
4.1.2. Aktivitätsüberprüfung im far-Western-Blot ... 33
4.1.3. Charakterisierung des Bindungsverhaltens an Phosphopeptiden ... 35
4.2. Untersuchung der Tyrosinphosphorylierung in Thrombozyten ... 39
4.2.1. Auswahl von SH2-Domänen zur Untersuchung von Thrombozyten ... 39
4.2.2. Far-Western-Blot-Analyse ADP-stimulierter Thrombozyten ... 40
4.2.3. Far-Western-Blot-Analyse inhibierter/co-stimulierter Thrombozyten ... 45
4.3. Massenspektrometrische Untersuchung ADP-stimulierter Thrombozyten ... 48
4.3.1. Etablierung des SH2-Pulldowns an K562-Zellextrakten ... 49
4.3.2. Stimulation von Thrombozytenkonzentraten ... 50
4.3.3. Überprüfung der Spezifität und der Elutionsbedingungen ... 51
4.3.4. SH2-Pulldown aus ADP-stimulierten Thrombozyten ... 54
4.4. Validierung der durch SH2-Pulldown identifizierten Proteine ... 56
4.4.1. Auswahl von Kandidatenproteinen ... 56
4.4.2. Nachweis der Kandidaten mittels Western-Blot in Thrombozyten ... 59
4.4.3. Überprüfung von Antikörpern für die Kandidatenproteine ... 61
4.4.4. Nachweis der Proteine mittels Western-Blot nach SH2-Pulldown ... 62

4.4.5. Überprüfung der Phosphotyrosin-abhängigen Wechselwirkung 63
4.4.6. Spezifische Identifizierung ADP-regulierter Proteine 64

5. Diskussion 69
   5.1. Herstellung und Überprüfung von SH2-Domänen 71
      Expression bindungsaktiver SH2-Domänen 71
      Bestimmung der Bindungsspezifität 73
   5.2. Far-Western-Blot-Analyse ADP-stimulierter Thrombozyten 75
   5.3. Massenspektrometrische Untersuchung ADP-stimulierter Thrombozyten 78
      Etablierung des SH2-Pulldowns 78
      Proteinidentifizierung mittels Massenspektrometrie 79
   5.4. Validierung der identifizierten Proteine 81
      Beschreibung der beobachteten Protein-Protein-Wechselwirkungen 81
      Proteinchemische Validierung der Proteine 82
      Biologische Funktion der Kandidatenproteine in Thrombozyten 83
   5.5. Schlussfolgerungen und Ausblick 85

6. Zusammenfassung 88

7. Literatur 90

8. Abkürzungsverzeichnis 95

9. Anhang 98

10. Veröffentlichungen und Förderungen 107

1. Einleitung

1.1. Signaltransduktion durch Tyrosinphosphorylierung

Eukaryotische Zellen stehen in ständigem Kontakt mit ihrer Umwelt und sind dabei permanenten Stimuli, die eine kontinuierliche Antwort erfordern, ausgesetzt.[1] Durch ein komplexes System an Signalkomponenten, wie Oberflächenrezeptoren, G-Protein gekoppelten Rezeptoren, Adapterproteinen, Kinasen und weiteren Proteinen, werden diese Stimuli nicht nur übermittelt, sondern prozessiert und in interne oder externe Signale umgewandelt. Dabei spielt die zeitliche und lokale Kontrolle der Signalproteinaktivität eine zentrale Rolle und führt, je nach komplexer Verarbeitung zu physiologischen Änderungen, wie Genexpression, Apoptose, Differenzierung oder Proliferation.[1, 2]
Die funktionelle Verknüpfung von Signalproteinen wird als Signalweg bezeichnet, der wiederum mit weiteren Signaltransduktionsprozessen wechselwirkt (Abbildung 1).

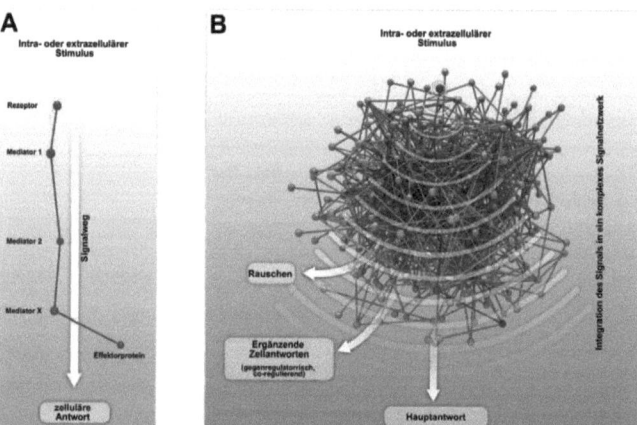

Abbildung 1: Schematische Darstellung eines selektiven Signalweges und dessen Integration in das globale Signalnetzwerk einer Zelle. Die idealisierte Betrachtung eines Signalweges zeigt einen kanonischen und isolierten Verlauf der Signaltransduktion vom Stimulus über mehrere Stationen bis hin zur zellulären Antwort, was im Allgemeinen als Signalweg bezeichnet wird. (B) Eingebettet in das vollständige Signalosom einer Zelle ist eine isolierte Betrachtung nicht möglich, da es divergente und konvergente Verschaltungen von Signalen gibt, die neben der Hauptantwort weitere zelluläre Reaktionen auslösen. Das Wechselspiel mehrerer Singalwege erlaubt eine differenziellere Verschaltung in Form von Verstärkung oder Abschwächung von Signalen, um das Maß der biologischen Antwort regulieren zu können. Entnommen aus Levy et al.[3]

Die Vielfalt der beteiligten Signalproteine wird dabei nicht nur durch ihre Expression und alternatives Spleißen erhöht. Eine zentrale Rolle in der Signaltransduktion nimmt die posttranslationale Modifizierung von Proteinen ein. So können Proteine u.a. acetyliert,

Einleitung

hydroxyliert, methyliert, phosphoryliert oder ubiquitiniert werden und damit ihre enzymatische Aktivität, ihre Interaktion mit weiteren Proteinen, ihre Degradation und ihre zelluläre Lokalisation kontrolliert werden.[1, 4, 5] Posttranslationale Modifizierungen sind definierte Bindungsstellen für über 100 beschriebene Proteindomänen, wie Chromodomänen, Pleckstrin-Homologie (PH)-Domänen, Src-Homologie 2 (SH2)-Domänen oder Src-Homologie 3 (SH3)-Domänen, die durch ihre Kombination in Proteinen die Bildung von Multiproteinkomplexen ermöglichen und Interaktionen gezielt steuern.[4, 5]

Die Phosphorylierung von Proteinen kann an Serin-, Threonin- und Tyrosinresten erfolgen. Das Verhältnis dieser Phosphorylierungen in eukaryotischen Zellen beträgt 90 : 10 : 0,05. Proteinphosphorylierungen als Konsequenz extrazellulärer Stimuli sind an allen zellulären Signalprozessen wie der Kontrolle der Transkription, Apoptose, zellulären Differenzierung oder dem Zellwachstum direkt oder indirekt beteiligt.[1, 2, 6, 7]

Insbesondere die Phosphorylierung von Tyrosinresten wurde intensiv untersucht, da die Signaltransduktion vermittelt durch Tyrosinphosphorylierung direkt mit der malignen Transformation von Zellen, der Kontrolle der Immunregulation und der Embryogenese in Verbindung gebracht wurde.[2, 8, 9]

Die Regulation der Tyrosinphosphorylierung unterliegt der Aktivität von drei zentralen Proteinklassen - Tyrosinkinasen, Tyrosinphosphatasen und Phosphotyrosin-bindenden Proteinmodulen.[6, 10] Abbildung 2 gibt eine Übersicht über die Funktionen der beteiligten Proteinklassen und deren Verknüpfungen in der zellulären Signaltransduktion.

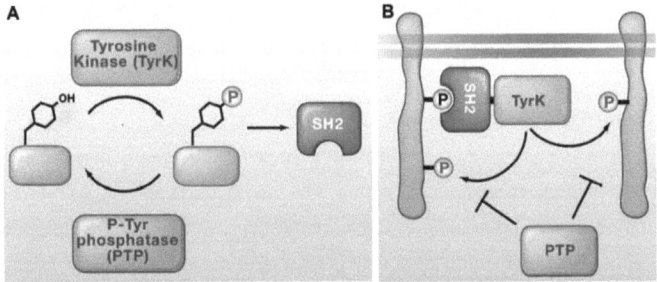

Abbildung 2: Schematische Darstellung über die Komponenten und deren Funktionalität der Phosphotyrosin-vermittelten Signaltransduktion. (A) Tyrosinkinasen (TyrK) phosphorylieren spezifische Tyrosinreste an Proteinen. Die Phosphotyrosinreste dienen als Bindungsstelle für SH2-Domänen und die Dephosphorylierung wird von Phosphotyrosinphosphatasen (PTP) kontrolliert. (B) Durch die Kombination von unterschiedlichen funktionellen Proteinmodulen wird eine vielfältige Verknüpfung von Signalkomponenten erzielt. So kann die Bindung eines SH2-tragenden Proteins mit Kinasedomäne an ein bereits phosphoryliertes Membranprotein rekrutiert werden, um dann weitere Phosphorylierungen zu initiieren, die wiederum Bindungsstellen für andere SH2-Domänen sein können oder die Proteinaktivität beeinflussen. Nach gleichem Prinzip können Phosphatasen an Tyrosin-phosphorylierte Proteine rekrutiert und die Dephosphorylierung von Proteinen reguliert und kontrolliert werden. Modifiziert nach Lim et al.[11]

Im humanen Genom sind 518 Kinasen codiert, die anhand ihrer katalytischen Spezifität klassifiziert werden und die unter ATP-Verbrauch unterschiedliche Aminosäuren an definierten Peptidmotiven phosphorylieren. Für die Phosphorylierung von Tyrosinresten sind 90 Tyrosinkinasen und 43 Tyrosinkinase-ähnliche Kinasen beschrieben. Bei den Tyrosinkinasen unterscheidet man in membranständige Rezeptortyrosinkinasen und im Zytosol vorkommende Nicht-Rezeptortyrosinkinasen.[12]

Die Regulation der Tyrosinphosphorylierung unterliegt der Kontrolle von 107 Tyrosinphosphatasen, die die Dephosphorylierung von Tyrosinresten katalysieren und die ebenfalls als membranständige Rezeptortyrosinphosphatasen und zytosolische Nicht-transmembran-Tyrosinphosphatasen vorkommen.[13]

Zu den Phosphotyrosin-abhängig bindenden Proteindomänen zählen Phosphotyrosin-bindungs(PTB)-Domänen und SH2-Domänen. Von den 79 bekannten PTB-Domänen zeigen etwa 20 eine eindeutige Phosphotyrosinabhängigkeit, wogegen etwa 60 ebenfalls an unphosphorylierte Peptide oder Phosphoinositide binden. Für alle 120 beschriebenen SH2-Domänen wird eine Phosphotyrosin-abhängige Bindung angenommen, wobei darüber hinaus ebenfalls Phosphotyrosin-unabhängige Wechselwirkungen bekannt sind.[9, 14, 15]

1.2. Src-Homologie 2 (SH2)-Domänen

Aufbau und Funktionalität

SH2-Domänen sind beim Menschen für 110 Proteine beschrieben, die eine breite biologische Funktionalität durch Kombination mit anderen Proteindomänen abdecken und zentrale Rollen bei der zellulären Signaltransduktion spielen (Abbildung 3). Zehn dieser Proteine besitzen zwei SH2-Domänen, die als Tandemdomänen bezeichnet werden, so dass insgesamt 120 SH2-Domänen bekannt sind.[9]

Durch ihre evolutionär konservierte Faltung sind sie in der Lage Tyrosin-phosphorylierte Proteine zu binden und steuern die zelluläre Lokalisation von Proteinen. Außerdem können sie die Proteinfunktionalität durch intramolekulare Interaktionen, wie bei den SRC- oder ABL-Kinasen kontrollieren.[16] Mutationen in SH2-Domänen und die damit verbundene gestörte Funktionalität sind mit der Ausbildung verschiedener Krankheitsbilder assoziiert. So ist die mutierte Form der N-terminalen SH2-Domäne von SHP2 für die Entstehung des Noonan-Syndroms verantwortlich, Mutationen in GAP spielen eine Rolle beim basalen Zellkarzinom und die Fehlfaltung von SAP führt zum *X-linked lymphoproliferative* (XLP)-Syndrom.[12, 17]

Einleitung

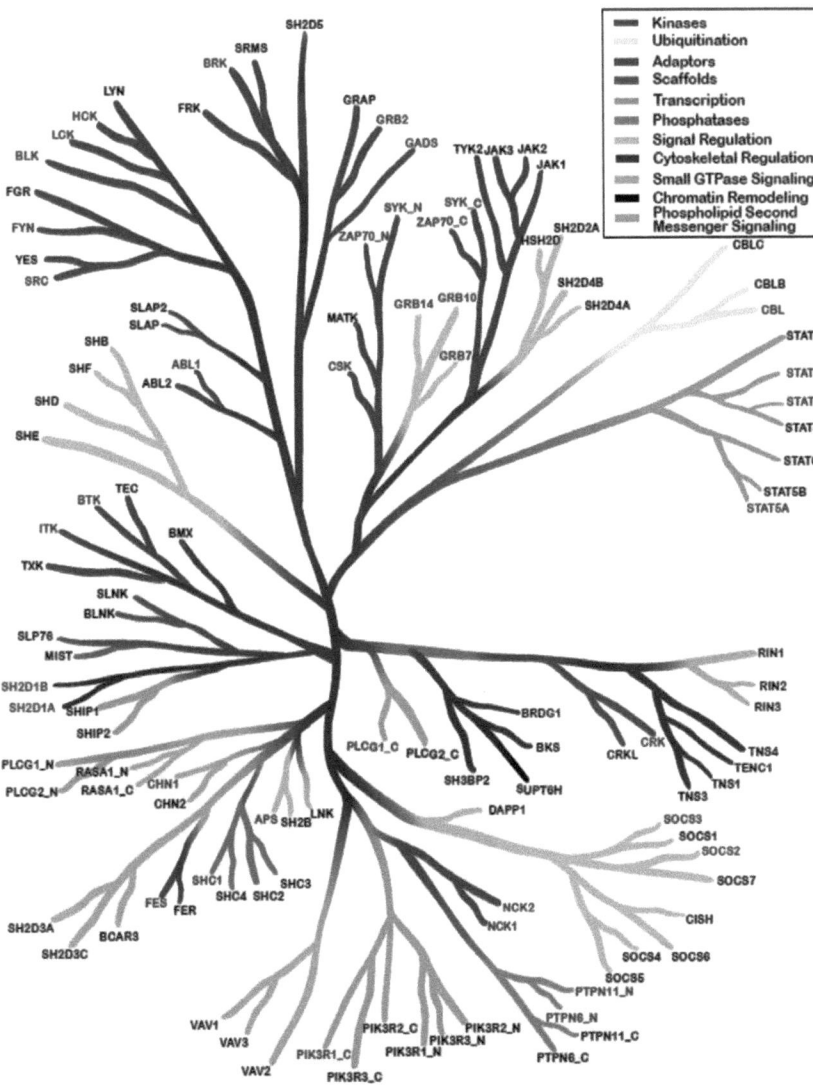

Abbildung 3: Übersicht über die Familien der SH2-tragenden Proteine basierend auf der Aminosäurehomologie der SH2-Domänen. Die jeweilige biologische Funktionalität des Proteins ist farblich hervorgehoben. SH2-Domänen-tragende Proteine sind an vielfältigen biologischen Prozessen beteiligt und in allen Ebenen der Signaltransduktion zu finden. Durch die Kombination von SH2-Domänen mit weiteren Bindungsmodulen für Peptidmotive, andere posttranslationale Modifizierungen oder Membrankomponenten entstehen Proteine mit Multiadapterfunktion (BRDG1, GRB2, GRB7, SHC1, VAV1). In Kombination mit Phosphatase- oder Kinasedomänen sind sie an der post-translationalen Modifikation beteiligt (SHIP1, PTPN6, SRC, SYK) oder nehmen Einfluss auf Phosphotyrosin-unabhängige Signalprozesse (CBL, PI3-Kinasen, PLcγ, STATs, SOCS). Entnommen aus Liu et al.[9]

Einleitung

SH2-Domänen bestehen aus rund 100 Aminosäuren, die sich zu zwei α-Helices und sieben β-Faltblättern anordnen, wobei eine zentrale Struktur aus fünf β-Faltblättern von den zwei Helices umgeben wird (Vergleich Abbildung 4). Durch den speziellen Aufbau ergeben sich zwei strukturell getrennte Bindungstaschen: Eine interne Bindungstasche, in welcher der phosphorylierte Tyrosinrest Wechselwirkungen mit konservierten Aminosäuren eingeht und eine oberflächliche, Spezifitäts-bestimmende Furche, die Interaktionen zwischen der SH2-Domäne und Aminosäuren N- und/oder C-terminal zum Phosphotyrosin zulässt.[9, 16]

Bindungsspezifität

Das Bindungsverhalten von SH2-Domänen kann in zwei Hauptmerkmale eingeteilt werden. Zum einen verfügen sie über eine Phosphotyrosinabhängigkeit, die durch konservierte Aminosäurereste in einer internen Bindungstasche definiert ist, zum anderen über eine zweite Kontaktfläche, die die Spezifität bestimmt (siehe Abbildung 4).

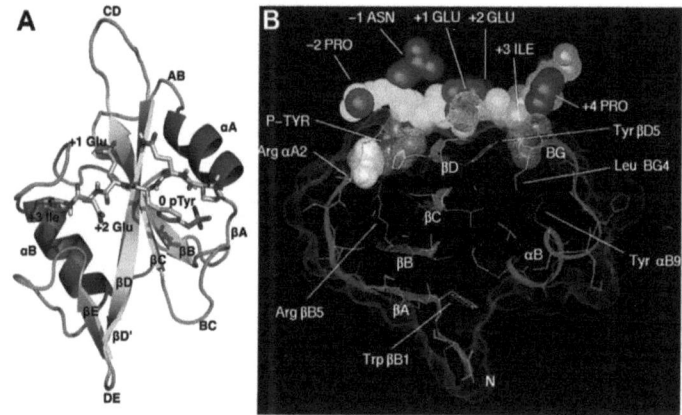

Abbildung 4: Aufbau von SH2-Domänen am Beispiel der SRC-SH2-Domäne. (A) Räumliche Darstellung der SRC-SH2-Domänen mit hervorgehobenen Sekundärstrukturelementen und gebundenem Phosphopeptid pYEEI im Stäbchenmodell. Die von zwei α-Helices (αA und αB, rot) umgebenen, zentralen β-Faltblätter (βA-βE, gelb) bilden eine Bindungstasche für einen phosphorylierten Tyrosinrest. Ungeordnete Strukturen zwischen Helices und Faltblättern werden als *loops* (grün) bezeichnet. (B) Raumfüllende Darstellung der SH2-Domäne mit gebundenem Peptid PNpYEEIP, das die zwei charakteristischen Bindungstaschen abbildet. Die Wechselwirkung mit Phosphotyrosinrest erfolgt über hoch-konservierte Aminosäuren (RβB5, FβD) im Inneren der globulären Domänen, wogegen die Spezifitäts-bestimmenden Wechselwirkungen mit den C- oder N-terminal vom Phosphotyrosinrest vorhandenen Aminosäureresten auf der Oberfläche der SH2-Domäne senkrecht zur Phosphotyrosin-Bindungstasche stattfindet. Entnommen und modifiziert aus Machida et al.[16] (A) und Liu et al.[9](B).

Innerhalb der Phosphotyrosinbindungstasche sorgt ein zentraler Argininrest (Arg βB5 in Abbildung 4 B) im s.g. FLVR-Aminosäuremotiv für eine elektrostatische Fixierung des Phosphatrestes. Beim Austausch dieser konservierten Aminosäure geht die

Phosphotyrosinabhängigkeit der SH2-Domäne verloren und es werden nur noch sehr schwache Wechselwirkungen mit Phosphopeptiden oder mit Zelllysaten beobachtet.[18] Weiterhin wechselwirken verschiedene Aminosäurereste der SH2-Domäne mit dem delokalisierten π-Elektronensystem des Tyrosins und den zwei negativen Ladungen des Phosphatrestes. Dadurch wird die Phosphotyrosin-abhängige Wechselwirkung fixiert, die durch Interaktionen zwischen Aminosäureresten der oberflächlichen Bindungsfurche und dem Peptid verstärkt wird. Für die Bindung an phosphorylierte Peptide wurden Dissoziationskonstanten von 0,1 – 2 µM gemessen, die Bindung an unphosphorylierte Peptide ist um den Faktor 100 – 1000 schwächer.[16, 19, 20]

Die Bindungsspezifität der SH2-Domänen wurde an natürlichen Bindungsmotiven aus Rezeptoren bzw. anderen Proteinen oder an synthetischen Phosphopeptiden in *oriented peptide array libraries* (OPAL) bestimmt.[17, 19, 21] Die Spezifität kann in drei große Gruppen unterteilt werden und wird durch einen Bereich definiert, der sich bis zu vier Aminosäuren N-terminal zum Phosphotyrosin und bis zu sechs Aminosäuren C-terminal erstreckt und spezifische Wechselwirkungen mit der SH2-Domäne eingehen kann. SH2-Domänen der Gruppe eins bevorzugen hydrophile Aminosäuren in den Positionen +1 und +2 und hydrophobe an Position +3. Domänen der Gruppe zwei sind weniger spezifisch und haben ausschließlich eine Präferenz für hydrophobe Aminosäuren an Position +3. Die Gruppe drei bevorzugt Peptide mit einem Glutaminrest an Position +3. Diese Einteilung korreliert mit Aminosäuren im βD5-Faltblatt innerhalb der SH2-Domäne, welches maßgeblich an Interaktionen mit dem Peptid in Position +1 und +3 beteiligt ist. Bei der Gruppe eins finden sich dort aromatische Aminosäuren, bei der Gruppe zwei hydrophobe und für die Gruppe drei hydrophile Reste.[17, 22] Diese drei Hauptgruppen können anhand von SH2-Familien-spezifischen Präferenzen für Aminosäuren an bestimmten Positionen des Peptids weiter unterteilt werden.

Die Spezifität der einzelnen SH2-Domänen wird dabei von den weniger konservierten Aminosäuren in den verbindenden *loops* (insbesondere der *loops* BG und EF, siehe Abbildung 4A) zwischen den Sekundärstrukturelementen kontrolliert. Die chemischen Eigenschaften dieser restringieren Wechselwirkungen mit Aminosäuren an bestimmten Positionen des Peptidmotivs durch sterische Effekte und abstoßende Ladungen oder schaffen Oberflächen unterschiedlicher Größe mit Präferenzen für eine bestimmte Aminosäure.[20, 22] Die selektive Spezifität der SH2-Domänen scheint daher in der Variabilität der ungeordneten Sekundärstrukturen zu liegen, wobei die charakteristische Phosphotyrosinabhängigkeit durch die grundlegende und konservierte Faltung des Moduls sichergestellt wird.

1.3. Thrombozyten

Aufbau, biologische Funktion und medizinische Bedeutung

Thrombozyten sind mit einer Dicke von 0,5 µm und einem Durchmesser von 2-5 µm die kleinsten Zellen im Blut. Sie zirkulieren mit einer durchschnittlichen Lebensdauer von 7-10 Tagen in einer Konzentration von 1,5 - 3 x 10^6 je ml im Blut. Thrombozyten entstehen aus Megakaryozyten im Knochenmark. Dieser Prozess wird als Thrombopoese bezeichnet, in deren Verlauf schnüren sich von polyploiden Megakaryozyten die Proplättchen ab, die sich zu bis zu 1000 funktionellen Thrombozyten differenzieren. In reifer Form verfügen Thrombozyten im Wesentlichen über Granulae, Mitochondrien, ein Zytoskelett und zwei Kanalsysteme, jedoch keinen Zellkern.[23, 24]

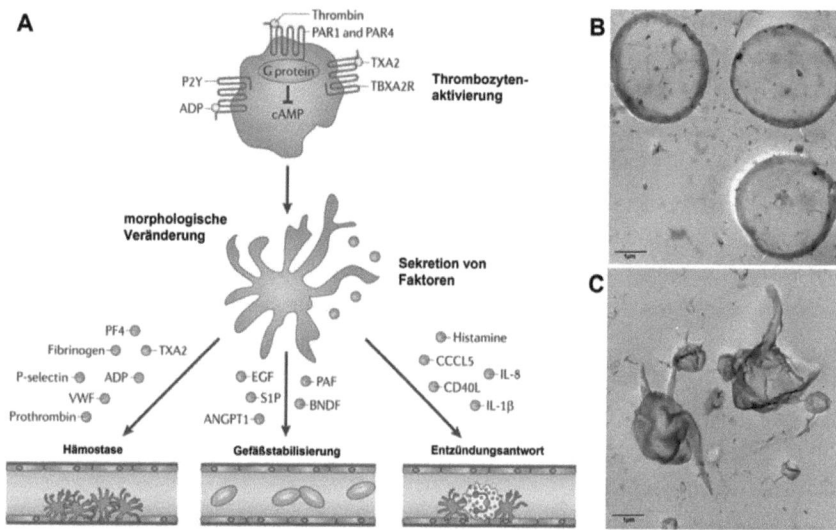

Abbildung 5: (A) Darstellung wichtiger biologischer Funktionen von Thrombozyten. Die Stimulation von Thrombozyten durch z. B. Thrombin, den von-Willebrand-Faktor oder ADP induziert eine massive Umorganisation des Zytoskeletts. (B und C) Die diskoiden Thrombozyten bilden daraufhin Pseudopodien aus (Elektronenmiskroskopische Aufnahmen, 5000-fache Vergrößerung) und sekretieren verschiedene Faktoren. Bei der Hämostase interagieren sie dabei mit den Oberflächen von Endothelien, verstärken die Aggregation durch das Ausschütten weiterer Faktoren und bilden nach Quervernetzung einen Thrombus aus. Thrombozyten nehmen außerdem durch die Sekretion von z.B. EGF und BNDF Einfluss auf die Gefäßstabilität und stimulieren Endothelzellen durch verschiedene Chemokine und Interleukine zur Unterstützung einer Entzündungsantwort. ANGPT1: Angiopoetin 1; BDNF: *brain-derived neutrophic factor*; cAMP: cyclic-Adenosinmonophosphat; CCCL5: C-C-Motiv Chemokin 5; CD40L: CD40-Ligand; EGF: *epidermal growth factor*; IL-8: Interleukin 8; IL-1β: Interleukin 1β; PAR1/4: *protease activated receptor 1/4*; PAF: *platelet-activating factor acetylhydrolase*; PF-4: *platelet factor 4*; S1P: Sphingosin-1-phosphat; TXA2: Thromboxan A2; TBXA2R: Thromboxan A2 Rezeptor; vWF: von-Willebrand-Faktor; Entnommen und modifiziert nach Gay et al.[25] (A) und Hartwig et al.[26] (B-C).

Die Hauptfunktion von Thrombozyten ist die Regulation der Hämostase und die Ausbildung eines Thrombus bei Gefäßverletzungen. Sie sind ebenfalls an weiteren Prozessen wie der Wundheilung, Angiogenese, Entzündung, Tumorwachstum und Metastasierung beteiligt (Abbildung 5).[25]

Gefäßschäden, z.B. durch die Ruptur eines atherosklerotischen Plaques oder durch mechanische Einflüsse, führen zur Thrombozytenaktivierung durch Wechselwirkungen mit Oberflächenmolekülen der Endothelien und zur Entstehung eines Thrombus.
In einer ersten Phase haften dabei Thrombozyten durch Wechselwirkungen mit Proteoglykanen und Lamininen an der beschädigten Gefäßwand an. Bei der weiterführenden Aktivierung kommt es zur Bindung von Aktivatoren, wie Collagen oder den von-Willebrand-Faktor, an die entsprechenden Oberflächenrezeptoren der Thrombozyten, die dann eine Freisetzung von Granulae und eine Verstärkung der Thrombozytenaktivierung initiieren (siehe Abbildung 6). Die so eingeleitete Aggregation und Fibrinogen-vermittelte Quervernetzung der Thrombozyten führt zur Ausbildung eines stabilen Thrombus.[23, 24]

Die spezifische Beeinflussung von Signalwegen der Thrombozytenaktivierung ist somit zur Behandlung vaskulärer Erkrankungen und deren Folgen von zentralem Interesse. Die gebräuchlichsten Aggregationshemmer Aspirin, Clopidogel, Prasugel und die $\alpha IIb\beta3$-Integrinantagonisten nehmen dabei Einfluss auf die Thromboxansynthese, die ADP-vermittelte Signaltransduktion und die Integrinaktivierung und finden bei der Behandlung von myokardialen Infarkten oder anderen thrombotischen Ereignissen Anwendung. Faktoren wie die spezifische Bioverfügbarkeit, inter-individuelle Wirksamkeit und Resistenzen führen jedoch zum Teil zu unerwünschten und schwer kontrollierbaren Nebenwirkungen, wie verstärkter Blutungsneigung oder induzierten Thrombosen.[23, 27] Die begleitende Beobachtung des Therapieerfolges sowie die routinemäßige Überprüfung der Thrombozytenfunktionalität vor operativen Eingriffen sind essentiell und bestimmen die Aktivität von Thrombozyten anhand der Aggregationseigenschaften (Aggreometrie), anhand der Phosphorylierung des Vasodilator-stimuliertem Phosphoproteins (VASP-Test) oder über die Oberflächenpräsentation von P-Selektin.[23, 28]
Zur genaueren Beschreibung der Thrombozytenaktivität und zur Erfassung von Risikogruppen für die gewählte Medikamentation sind neue Marker beispielsweise in Form von posttranslational modifizierten Proteinen oder das Verständnis über die Proteinaktivität von hohem Interesse, um die Therapien verbessern zu können.[23] Durch ein besseres Verständnis der Mechanismen der Thrombozytenadhäsion, -aktivierung und -aggregation lassen sich darüber hinaus ggf. neue Behandlungsmöglichkeiten bei Thrombosen und dem Fortschreiten von z.B. Arteriosklerose entwickeln.[24]

ADP-vermittelte Signaltransduktion in Thrombozyten

Adenosindiphosphat (ADP) ist ein schwacher Agonist der Thrombozytenaktivierung, der einen wesentlichen Anteil an der vollständigen Aggregation in Kooperation mit starken Agonisten, wie Thrombin oder Collagen hat. ADP wird in hohen Konzentrationen von aktivierten Thrombozyten ausgeschüttet und wird als Sekundäragonist angesehen, der eine Amplifikation der Thrombozytenaktivierung fördert (siehe Abbildung 6).[27]

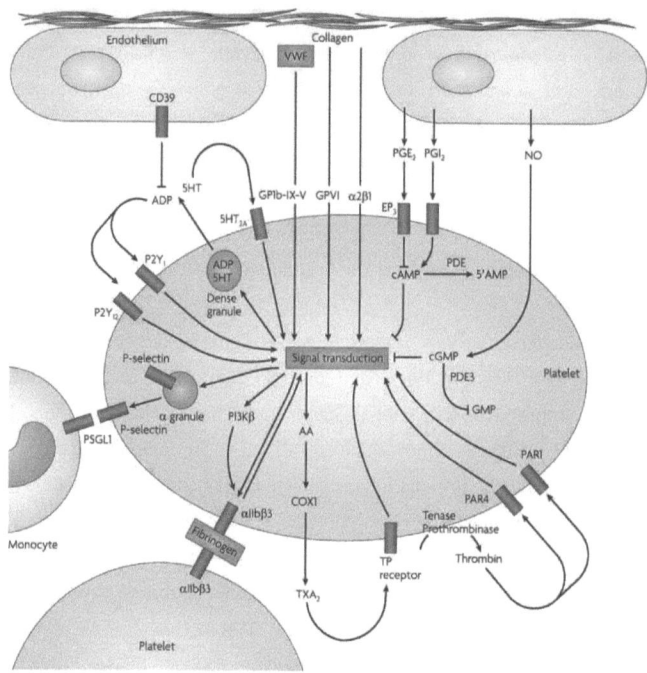

Abbildung 6: Übersicht über Signalwege in Thrombozyten und die auslösenden Stimuli. Die Präsentation von Collagen auf beschädigten Strukturen von Endothelzellen führt zur Glykokoprotein VI (GPVI)- oder Integrin α2β1-vermittelten Anhaftung von Thrombozyten an die Läsion. Diese Interaktion wird durch die Bindung des von-Willebrand-Faktors (vWF) an den Glykoprotein Ib-Komplex (GPIb-IX-V) oder der Wechselwirkung mit Thrombin über die Protease-aktivierten Rezeptoren (PAR1/4) verstärkt und löst eine Signalkaskade aus, die zur Freisetzung von Granulae führt. Die darin enthaltenen Aktivatoren wie ADP und Serotonin (5HT) führen zu einer positiven Verstärkung der Thrombozytenaktivierung. Die Aktivierung der ADP-Rezeptoren P_2Y_1/P_2Y_{12}, die Synthese und Freisetzung von Thromboxan A2 (TXA_2) mit Aktivierung des Thromboxanprostanoid-Rezeptors (TP-Rezeptor) regulieren weitere Signalkaskaden, die zur αIIbβ3-Integrinaktivierung und Fibrinogen vermittelten Vernetzung von Thrombozyten führen. AA: Arachidonsäure; cAMP: cyclo-Adenosinmonophosphat; cGMP: cyclo-Guanosinmonophosphat; COX1: Cyclooxygenase 1; PDE3: Phosphodiesterase E3; PGE_2: Prostaglandin E2; PGI_2: Prostacyclin; EP_3: Prostaglandin E3 Rezeptor; PSGL1: P-Selektin Glykoprotein Ligand 1. Entnommen und modifiziert Michelson et al.[23]

Die Bindung von ADP erfolgt über die zwei G-Protein gekoppelten Rezeptoren: P_2Y_1 und P_2Y_{12}. Der $G_{αq}$ gekoppelte P_2Y_1-Rezeptor kommt mit 150 Kopien auf Thrombozyten vor und reguliert die Calciumfreisetzung, die zur reversiblen Formveränderung der Thrombozyten führt und eine moderate Aggregation fördert. Das fehlen dieses Rezeptors ist verantwortlich für Aggregationsstörungen und es wird postuliert, dass seine physiologische Funktion die Kontrolle schwächerer ADP-Signale ist, die durch lokale Konzentrationserhöhungen auftreten können, die jedoch keine Thrombozytenaktivierung zur Folge haben dürfen, da sonst unkontrollierte Thrombenbildung auftreten würden.[27]

Der $G_{\alpha i2}$ gekoppelte P_2Y_{12}-Rezeptor ist für eine Amplifikation der P_2Y_1-initiierten Aggregation verantwortlich und reguliert die Synthese von cAMP, die Dephosphorylierung von VASP und die Aktivität der PI3-Kinase. P_2Y_{12}-defiziente Patienten weisen eine erhöhte Blutungsneigung auf. Der P_2Y_{12}-Rezeptor ist Ansatzpunkt für die Aggregationshemmer Clopidogel und Prasugel.[27, 29] Synergistische Effekte dieses Rezeptors werden ebenfalls bei der Aktivierung von Thrombozyten über andere Oberflächenrezeptoren beobachtet, wobei eine Signalverstärkung durch die Freisetzung von ADP erzielt wird, was wiederum zu einer erhöhten Aktivierung bereits initiierter Signalwege führt (siehe Abbildung 6).[29]

Die durch ADP-angeregten Signalkaskaden führen letztendlich zur Aktivierung des Integrins αIIbβ3, dass durch Fibrinogenbindung die Bildung des Thrombus fördert und gleichzeitig verstärkende Signalereignisse auslöst, die als *outside-in-signaling* bezeichnet werden. Die durch die P_2Y-Rezeptoren vermittelten Signalprozesse, die überwiegend von PI3-Kinasen, Phospholipasen und Proteinkinasen kontrolliert sind, werden durch einen dritten Rezeptor unterstützt. Der P_2X_1-Rezeptor ist ein ATP-abhängiger Calciumkanal, der den Einstrom von Calcium reguliert und nach ADP-Stimulation die intrazelluläre Calciumkonzentration erhöht.[29, 30]

1.4. Tyrosinphosphorylierung in Thrombozyten

Bei der Aktivierung von Thrombozyten wurde die Phosphorylierung von Tyrosinresten als elementarer Bestandteil der induzierten Signaltransduktion identifiziert und entsprechende Kinasen und Effektorproteine beschrieben.[31-33]
Die beobachteten Phosphorylierungsereignisse unterscheiden sich je nach Stimulus in ihrer Anzahl und Intensität. So induzieren Thrombin und Collagen eine sehr starke Phosphorylierung innerhalb weniger Minuten, wobei mehrere Proteine je nach Induktion unterschiedlich stark phosphoryliert werden.[31] In weiterführenden Untersuchungen konnte SYK als zentrale Kinase dieser Signalwege identifiziert werden und es wurde eine Rekrutierung an die jeweiligen Rezeptoren, vermittelt über verschiedene Adapterproteine, wie GRAP2, LAT und SLP76, gefunden, die mit erhöhter Kinaseaktivität korreliert.[33, 34]

Einleitung

Für die Stimulation mit ADP wurden weniger starke und differenziellere Phosphorylierungen identifiziert, die durch die Co-Stimulation mit anderen Aktivatoren, wie z.B. Collagen oder Thrombin, verstärkt wurden.[31] Darüber hinaus konnte gezeigt werden, dass die induzierte Formveränderung und die Aggregation von Thrombozyten Tyrosinkinasen-abhängig ist. Je nach Intensität der Hemmung der Kinasen mit Kinaseinhibitoren, wie Staurosporin, kann eine Aggregation nahezu vollständig inhibiert werden.[30, 35, 36] Diese Beobachtung hat vor dem Hintergrund des vermehrten klinischen Einsatzes spezifischer Kinaseinhibitoren in der Krebstherapie an Bedeutung gewonnen. So wurden als nicht unerhebliche Nebenwirkungen thrombozytäre Dysfunktionen in Form einer gestörten Gerinnung nach Behandlung mit den Kinaseinhibitoren Dasatinib und Imatinib beschrieben.[36, 37]

Durch den Einsatz spezifischer Inhibitoren und Stimulatoren wurden einige zentrale Proteine der Phosphotyrosin-abhängigen Signalprozesse identifiziert. Dazu zählen neben der bereits beschriebenen Kinase SYK, das Integrin β3, die *focal adhesion*-Kinase (FAK), Cortactin und die Familie der SRC-Kinasen.[38, 39] Letzterer kommt eine zentrale Rolle insbesondere bei der Integrin vermittelten Aggregation beim *outside-in-signaling* zu, und eine erhöhte Kinaseaktivität wird bei der Stimulation mit dem von-Willebrand-Faktor und Collagen beobachtet.[35, 39] In Kombination mit Inhibitoren der Calcium-Freisetzung oder der Phosphoinositid-vermittelten Signaltransduktion wurde eine komplexe Verknüpfung dieser Signalwege mit der Aktivität von Tyrosinkinasen gefunden und die gegenseitige Abhängigkeit beschrieben. Die posttranslationale Modifizierung in Form der Tyrosinphosphorylierung verschiedener Substrate aus diesen Signalprozessen ist essentiell für die vollständige biologische Funktionalität von Thrombozyten. Die zeitliche Regulation der Kinaseaktivität ist zentraler Bestandteil der beobachteten Signalkaskaden.[32, 35, 39]

Aufgrund des massiven Effekts der Tyrosinphosphorylierung in Bezug auf die Aktivität von Thrombozyten wurden gegenregulatorische Mechanismen untersucht, um die zellulären Prozesse zu verstehen, die eine Hyperaktivität von Thrombozyten verhindern. Dabei wurde die Beteiligung mehrerer Tyrosin-spezifischer Phosphatasen beobachtet, die die Phosphorylierung von Proteinen kontrollieren. Eine zentrale Rolle nimmt dabei die Phosphotyrosin-Phosphatase 1B ein, die während der Integrinaktivierung an die Membran in die Nähe von Integrinen rekrutiert wird.[33, 35, 40]
Neben den Phosphatasen spielen Oberflächenrezeptoren, wie CD84, PECAM1, Protein G6b, und TLT1, mit entsprechenden Signalmotiven eine wichtige Rolle. Diese Rezeptoren verfügen über ein *immunoreceptor tyrosine based inhibitory motive (ITIM)*, das in phosphorylierter Form Phosphatasen wie SHP2 bindet und deren lokale Aktivität reguliert und so negativen Einfluss auf die Tyrosinphosphorylierung nimmt.[39]

Die Aktivität ADP-stimulierter Thrombozyten ist ein dynamischer und bi-direktionaler Prozess. Durch das Wechselspiel der aktivierenden und inhibierenden Komponenten der Phosphotyrosin-abhängigen Signaltransduktion in Thrombozyten wird die Reversibilität der Formveränderung reguliert und eine kontrollierte Aggregation im sinnvollen biologischen Kontext garantiert. Die Phosphorylierung von Proteinen kann schnell und kontrolliert rückgängig gemacht werden und erlaubt eine Umkehrung der Signalantwort und die Rückkehr des Thrombozyten in einen inaktiven Zustand, so dass eine unerwünschte Thrombenbildung verhindert wird.[1, 32, 41, 42]

1.5. Untersuchungsmethoden für Tyrosin-phosphorylierte Proteine

Die Phosphorylierung von Proteinen ist zentraler Bestandteil grundlegender Prozesse der zellulären Signaltransduktion.[10] Da posttranslationale Modifizierungen nicht anhand von Sequenz und Strukturdaten vorausgesagt werden können, wurden zahlreiche Methoden etabliert, um diese auf Proteinniveau zu untersuchen. Zur Untersuchung der Tyrosinphosphorylierung haben sich sowohl Hochdurchsatz-Methoden als auch spezifische Applikationen bewährt und zu einem besseren Verständnis dieser speziellen Form der Phosphorylierung z.B. in Thrombozyten beigetragen.[10, 42, 43]

Ursprüngliche Untersuchungen der Tyrosinphosphorylierung

Erste Untersuchungen der Tyrosinphosphorylierung wurden mit Hilfe klassischer protein-biochemischer Methoden durchgeführt. So wurden Tyrosin-phosphorylierte Proteine mittels ein- oder zweidimensionaler Gelelektrophorese aufgetrennt und durch radioaktive Markierung oder phosphospezifische Färbungen sichtbar gemacht.[42] Dabei ist es jedoch nicht möglich, die verschiedenen potentiellen Phosphorylierungsarten zu unterscheiden, da keine der Färbemethoden Phosphorylierungs-spezifisch ist. Durch eine zweidimensionale Auftrennung ^{32}P-markierter Proteine wurden in Thrombin-stimulierten Thrombozyten beispielsweise mehrere, phosphorylierte Isoformen der *myosine light chain (MLC)*-Kinase identifiziert.[44]

Dieses Problem wurde durch die Kombination mit der Aminosäureidentifikation nach Edman oder der massenspektrometrischen Protein- oder Peptididentifikation gelöst. Dazu wurden gefärbte Proteine isoliert, fraktioniert, angereichert und der Analyse zugeführt, so dass die Art der modifizierten Aminosäure bestimmt werden konnte.[10]

Die benannten Methoden wurden erfolgreich zur Identifizierung insbesondere bei hochabundanten und massiv phosphorylierten Proteinen angewendet, eignen sich jedoch nur bedingt zur Identifikation geringer Proteinmengen und Phosphorylierungen.[10] Die spezifische Detektion Tyrosin-phosporylierter Proteine wurde mit der Einführung Phosphotyrosin-spezifischer Antikörper möglich.[42] Diese erlauben die spezifische Immundetektion und -präzipitation der gering konzentrierten, aber biologisch relevanten Tyrosin-phosphorylierten Formen von Proteinen. Rosa et al. beschrieben beispielsweise die Phosphorylierung von Cortactin in Thrombozyten unter verschiedenen Stimuli.[33] Gezielte Fragestellungen können mit Protein-spezifischen Phosphoantikörpern untersucht werden, die ausschließlich die Tyrosin-phosphorylierte Form eines Proteins detektieren. Sie sind jedoch aufgrund von Proteinhomologien nicht für jeden Phosphotyrosinrest etablierbar und erlauben ausschließlich die Untersuchung eines einzelnen Proteins.

Globale Phosphotyrosin-Proteomanalysen

Gegenüber den ursprünglichen Methoden haben sich durch die Entwicklung hochsensitiver Massenspektrometer analytische Verfahren mit Hochdurchsatz-Proteinidentifikationen durchgesetzt, die oftmals mit diversen Anreicherungsstrategien kombiniert werden und die parallele Identifikation tausender phosphorylierter Tyrosinreste erlauben.[1, 7, 42] Insbesondere die gezielte Anreicherung war ein fundamentaler Schritt, da die Tyrosinphosphorylierung neben der Phosphorylierung von Serin- und Threoninresten seltener vorkommt.

Bei den Anreicherungsmethoden können Phosphotyrosin-spezifische Antikörper zur Präzipitation von Phosphoproteinen oder Phosphopeptiden verwendet werden, die dann der massenspektrometrischen Identifikation zugeführt werden können.[45] Marcus et al. identifizierten durch massenspektrometrische Proteinidentifizierung nach zweidimensionaler Proteinauftrennung 185 zytosolische Proteine humaner Thrombozyten und wiesen über die Präzipitation phosphorylierter Peptide mit folgender Identifizierung u.a. die Tyrosinphosphorylierung der α-Enolase, von Aktin und des *F-Actin capping*-Proteins CAPZ nach.[46]

Weitere Anreicherungsstrategien nutzen die Wechselwirkung der negativ-geladenen Phosphatgruppe mit positiv geladenen Metallionen. Diese als *immobilized metal ion affinity chromatography* (IMAC) bezeichnete Methode ist eine der gebräuchlichsten Strategien zur Anreicherung phosphorylierter Proteine bei Phosphoproteomanalysen. In weiteren Ansätzen wurden Metalloxide, insbesondere TiO_2 und $AlOH_3$ oder definierte pH-Bedingungen bei der *strong-cation exchange chromatography* (SCX) zur Anreicherung von Phosphopeptiden verwendet.[1, 42, 45]

Nach der erfolgreichen Anreicherung kann die Bestimmung der Phosphorylierungsstelle und eine Proteinidentifizierung erfolgen. Dabei haben sich insbesondere die Tandemmassenspektrometrie (MS/MS), *matrix assisted laser desorption ionization time of flight* (MALDI-TOF) und Elektrospray-Massenspektrometrie (ESI-MS) bewährt. Durch Kombination komplexer Messmodi kann die Phosphorylierung dabei direkt oder indirekt nachgewiesen werden.[42] Unter Ausnutzung zweier Anreicherungsstrategien vor der massenspektrometrischen Proteinidentifizierung identifizierten Zahedi et al. neben zahlreichen Serin-/Threoninphosphorylierungen 26 Tyrosin-phosphorylierte Proteine (u.a. das Integrin-β3, mehrere SRC-Kinasen und das zytoplasmatische Protein NCK1) in unstimulierten humanen Thrombozyten.[43]

Neben dem Nachweis der Tyrosinphosphorylierung von Proteinen wurde eine quantitative Beschreibung dieser Modifikation angestrebt. Dazu wurden Markierungsstrategien entwickelt, die eine spezifische und stabile Kennzeichnung verschiedener Proben und die parallele und vergleichende Messung dieser erlauben, um Aussagen über die Zu- bzw. Abnahme der Tyrosinphosphorylierung unter definierten Bedingungen treffen zu können. Zu den gebräuchlichsten Strategien zählen *stable isotope labeling in cell culture* (SILAC), *isotope coded affinity tag strategy* (ITAC) und *isobaric tag for relative and absolute quantification* (iTRAQ). In Kombination mit sensitiven Anreicherungs- und Identifikationsstrategien wurden umfassende quantitative Phosphotyrosin-Proteomuntersuchungen durchgeführt und Phosphorylierungskinetiken beschrieben.[42]

Alle proteomischen Strategien führen zu unterschiedlich ausgeprägten Beschreibungen des Tyrosinphosphoproteoms, wobei die Ergebnisse jedoch schwer vergleichbar sind. Die diversen experimentellen Ansätze zeigen eine geringe Reproduzierbarkeit untereinander und zwischen verschiedenen Laboren und Messgeräten sowie erhebliche Variationen in Bezug auf Markierungs-, Elutions- und Identifikationseffizienzen.[7, 42, 43]

Die umfangreichen Datensätze erfordern zur Interpretation bioinformatische Hilfsmittel, die entsprechende Vergleiche und Zuordnungen erlauben und zunehmend den Fokus haben, mit Hilfe der vorliegenden Daten Voraussagen über Protein-Protein-Wechselwirkungen, Phosphorylierungswahrscheinlichkeiten oder Proteinregulationen zu treffen. Die retrospektive Betrachtung globaler Datensätze lässt aber immer mehr die Frage aufkommen, welche Information aus der einfachen Beschreibung von Phosphorylierungsstellen gewonnen werden kann. Die biologische Konsequenz der beschriebenen Phosphorylierungen ist oftmals ungeklärt und kann durch proteomische Strategien nicht adressiert werden.[45, 47]

SH2-Domänen zur Phosphotyrosinuntersuchung

Ergänzend zu den bereits genannten Strategien können natürliche Proteinmodule, wie SH2-Domänen, zur Untersuchung der Tyrosinphosphorylierung herangezogen werden. Isolierte und rekombinant hergestellte SH2-Domänen werden dabei als Phosphotyrosin-abhängige Sonden zur Untersuchung von Zellen und Geweben in far-Western-Blot-, Proteinarray- oder Pulldown-Analysen herangezogen.[48]

Im *SH2-Profiling* können mit Hilfe von SH2-Domänen qualitative und quantitative Unterschiede der Tyrosin-Phosphorylierung von transformierten Zellen oder zwischen Zelllinien durch far-Western-Blot-Analysen erfasst werden. Die natürliche Spezifität der SH2-Domänen führt dabei zu sehr differenziellen Phosphorylierungssignalen und detektiert mehr Proteine, als die bekannten pan-spezifischen Phosphotyrosin-Antikörper.[10, 48] Beschriebene Wechselwirkungen von Proteinen mit definierten SH2-Domänen lassen sich mit dieser Methodik abbilden und durch Antikörper-basierte Kontrollen überprüfen. Machida et al. untersuchten auf diesem Weg unter anderem die Adhäsions-induzierte Veränderung der Tyrosinphosphorylierung in SYF-Zellen für das *Crk-associated substrate* (p130Cas), die *focal adhesion*-Kinase (FAK) und Paxillin.[49]

Die zur globalen Untersuchung der Tyrosinphosphorylierung mittels *SH2-Profiling* notwendigen Materialmengen können aus klinischen Proben gewonnen werden, was eine Nutzung zur differenziellen Betrachtung von Gewebeproben erlaubt. Durch methodische Weiterentwicklungen konnte die notwendige Materialmenge reduziert werden, die für eine gleichzeitige deskriptive Datenerhebung mit bis zu 90 SH2-Domänen notwendig ist.[49]

Ein Ansatz zur quantitativen Erfassung der Tyrosinphosphorylierung wurde mit dem *oligonucleotide-tagged multiplex assay* (OTM) beschrieben, in dem zehn DNA-markierte SH2-Domänen parallel in einer Bindungsreaktion zur Quantifizierung eingesetzt werden. Eine Anwendung dieses kompetitiven Ansatzes führte zur Beschreibung von Zelllinien-spezifischen Phosphorylierungssignaturen und konnte zur Abgrenzung verschiedener Leukämieformen bei Patientenproben angewendet werden.[8]

Neben der Verwendung als Sonden in far-Western-Blot Analysen lassen sich SH2-Domänen zu Bindungsstudien an immobilisierte Proteine oder Phosphopeptide nutzen. Dabei sind *reversed-phase* Ansätze mit immobilisierten Proteinen oder Phosphopeptiden oder auch direkte Ansätze mit auf Proteinarrays aufgebrachten SH2-Domänen möglich.[10, 21] Mit dieser Methodik wurden von Machida et al. Interaktionen zwischen definierten Phosphorylierungsstellen und SH2-Domänen z.B. an rekombinanten Peptiden des PAK2-

Proteins und PECAM1 untersucht.[49] Jones et al. nutzten Phosphopeptide zur quantitativen Beschreibung der Interaktionen zwischen SH2-Domänen und den Phosphorylierungsstellen der *epidermal growth factor receptor* (EGFR)-Familie.[21]
Die *in vitro* mit Proteinarrays beobachteten Wechselwirkungen lassen sich jedoch nicht einfach auf zelluläre Verhältnisse übertragen, da natürliche Regulationsmechanismen, wie lokale und zeitliche Konzentrationen und konkurrierende Bindungspartner, keine Berücksichtigung finden.[20, 48]

SH2-Domänen können neben der einfachen Beschreibung der Tyrosinphosphorylierung auch zur Identifikation und Anreicherung von Phosphoproteinen in Kombination mit massenspektrometrischer Proteinidentifizierung verwendet werden, um zelluläre Signalnetzwerke mit ihren integrierten Protein-Protein-Interaktionen aufzulösen.
Die Interaktion von GRB2 mit zellulären, phosphorylierten Proteinen ist dabei mehrfach untersucht worden, wobei entweder nur die SH2-Domäne oder das vollständige Protein als Sonde verwendet wurde.[50, 51] Die aus komplexen Lysaten identifizierten Bindungspartner sind physiologisch relevant. Sie können in einem zellulären Kontext mit konkurrierenden weiteren Bindungspartnern und induzierten, biologisch verfügbaren Bindungsstellen beobachtet und quantitativ erfasst werden.[51]

2. Zielsetzung der Arbeit

Rekombinant exprimierte SH2-Domänen können zur Untersuchung der Tyrosinphosphorylierung genutzt werden und ermöglichen eine umfassende Beschreibung von Phosphorylierungszuständen.[10, 48] Bei der ADP-induzierten Aggregation von Thrombozyten spielt die Tyrosinphosphorylierung eine zentrale Rolle und ist damit wesentlicher Regulator der Thrombusentstehung und Hämostase.[31, 52] Bei der Überwachung der Blutgerinnung während einer präoperativen anti-coagulativen Behandlung und der Bestimmung individueller Wirkstoffwirksamkeiten spielen posttranslational modifizierte Proteine als Marker eine wichtige Rolle.[28] Das Verständnis und die Beschreibung der Modifikation ist deshalb von wissenschaftlichem wie auch klinischem Interesse.

Zur umfassenden Untersuchung der ADP-vermittelten Tyrosinphosphorylierung in Thrombozyten sollen deshalb folgende Fragestellungen bearbeitet werden:

1. Können alle 120 beschriebenen SH2-Domänen als funktionelle Sonden unter den gewählten Bedingungen bakteriell exprimiert werden?

2. Wieviele SH2-Domänen sind aufgrund ihrer Bindungscharakteristika für eine globale Untersuchung der Tyrosinphosphorylierung in Thrombozyten notwendig?

3. Wie ändert sich die Tyrosinphosphorylierung von Thrombozyten nach ADP-Stimulation?

4. Welche Effekte auf die Tyrosinphosphorylierung haben Rezeptor-spezifische Inhibitoren / Antagonisten bei gleichzeitiger ADP-Stimulation?

5. Kann eine Proteinidentifizierung durch SH2-Domänen-Pulldown und massenspektrometrische Analyse aus Thrombozyten erfolgen?

6. Lassen sich die massenspektrometrischen Proteinidentifizierungen und Interaktionen unabhängig validieren?

7. Welche Bedeutung spielen die identifizierten Proteine bei der ADP-initiierten Thrombozytenaggregation?

3. Material und Methoden

3.1. Material

Antikörper

Tabelle 1: Übersicht der verwendeten Primärantikörper mit ihren jeweiligen Arbeitskonzentrationen

Primärantikörper	Spezies	Bezugsquelle	Eingesetzte Verdünnung
anti-ABI1 IgG$_1$ mAk (Klon 1B9)	Maus	MBL	1:1000
anti-c-ABL pAk	Kaninchen	Cell Signaling	1:1000
anti-α-Actinin1 IgG$_1$ mAk	Maus	Santa Cruz	nur IP
anti-α-Actinin1 pAk	Kaninchen	Cell Signaling	1:1000
anti-α-Actinin4 IgG mAk	Kaninchen	Origene	1:1000
anti-CD84 IgG pAk	Kaninchen	Santa Cruz	1:1000
anti-c-Myc IgG$_1$ mAk (Klon 9E10)	Maus	Santa Cruz	1:500
anti-Cortactin IgG$_1$ mAk	Maus	Santa Cruz	nur IP
anti-Cortactin pAk	Kaninchen	Cell Signaling	1:1000
anti-DAPP1 IgG$_1$ mAk	Maus	Santa Cruz	1:500
anti-DNAJ IgG$_1$ mAk	Maus	Santa Cruz	1:1000
anti-Fibronektin IgG$_1$ mAk	Maus	Santa Cruz	1:1000
anti-FYB IgG$_3$ mAk	Maus	R&D	1:500
anti-G6b pAk	Kaninchen	Lifespan	1:500
anti-GAPDH IgG mAk	Kaninchen	Cell Signaling	1:2000
anti-Gelsolin IgG$_1$ mAk	Maus	Santa Cruz	1:1000
anti-GRB2 pAk	Kaninchen	Cell Signaling	1:1000
anti-GST-HRP pAk	Ziege	GE Healthcare	1:5000
anti-HSC70 IgG$_{2a}$ mAk	Maus	Santa Cruz	1:1000
anti-HSP70 IgG$_1$ mAk	Maus	Santa Cruz	1:1000
anti-ILK IgG mAk	Kaninchen	Cell Signaling	1:2000
anti-LASP1 IgG mAk	Maus	Elke Butt, Institut für Klinische Biochemie, Universität Würzburg	1:2000
anti-LIMS1 IgG$_{2a}$ mAk	Maus	Santa Cruz	1:1000
anti-MAPK IgG pAk	Kaninchen	Millipore	1:1000
anti-c-Myc IgG$_1$ mAk	Maus	Santa Cruz	1:500
anti-c-Myc IgG$_1$ mAk - Biotin	Maus	Santa Cruz	1:500
anti-NCK2 IgG$_{2b}$ mAk	Maus	Sigma	1:500
anti-Nck2 mAk	Kaninchen	Origene	nur IP
anti-PDIA6 IgG$_{2b}$ mAk	Maus	Santa Cruz	1:1000
anti-PECAM1 IgG$_{2b}$ mAk	Maus	Cell Signaling	1:1000
anti-Phospho-SRC-Familie (Tyr416) pAk	Kaninchen	Cell Signaling	1:1000
anti-Phosphotyrosin-HRP IgG$_{2bk}$ mAk	Maus	Millipore	1:1000
anti-Pleckstrin IgG$_{2a}$ mAk	Maus	Santa Cruz	1:1000
anti-PTPN18 IgG$_1$ mAk	Maus	Santa Cruz	1:500
anti-RSU1 IgG$_1$ mAk (Klon 1C6)	Maus	Abnova	1:1000
anti-SHIP1 IgG mAk	Kaninchen	Cell Signaling	1:500
anti-SKAP2 pAk	Maus	Abnova	1:1000
anti-SRC mAk	Kaninchen	Cell Signaling	1:1000
anti-TGFβ1i1 pAk	Kaninchen	Cell Signaling	1:1000
anti-Vit.D-binding IgG$_{2b}$ mAk	Maus	Genway	1:500
anti-Zyxin IgG$_1$ mAk	Maus	Invitrogen	1:1000

Material und Methoden

Tabelle 2: Übersicht der verwendeten Sekundärantikörper/-reagenzien

Sekundärantikörper/ -reagenz	Bezugsquelle	Eingesetzte Verdünnung
Kaninchen-anti-Maus IgG – HRP	Dako	1:50000
Ziege-anti-Kaninchen IgG – HRP	Santa Cruz	1:50000
Streptavidin-HRP	Pierce	1:10000

Chemikalien

Alle verwendeten Chemikalien wurden mit dem Reinheitsgrad zur Analyse (p.A.) verwendet und von den Firmen R&D, Roche Diagnostics, Sigma Aldrich und Serva bezogen. Lösungen und Medien wurden ausschließlich mit deionisiertem Wasser oder Wasser zu Injektionszwecken (Baxter) angesetzt und zur Sterilisation für 20 min bei 120 °C und 1,8 bar autoklaviert.

Vektoren

Tabelle 3: Übersicht der verwendeten Vektoren

Vektor	Herkunft
pAC4	Avidity, Aurora, CO, USA
pCMV6 Entry	Origene, Rockville, MD, USA
pCR 2.1	Invitrogen, Karlsruhe, Deutschland
pEBB-myc	Mayer B.J., University of Connecticut Health Center, Farmington, CT, USA

Zelllinien

HEK293

Humane embryonale Nierenzelllinie (ATCC-Nummer: CRL-1573)

Proteinlysate von HepG2

Humane Hepatomazelllinie (ATCC-Nummer: HB-8065)

Proteinlysate von K562

Humane Erythroleukämiezellinie (ATCC-Nummer: CCL-243)

Proteinlysate von N54

v-Abl transformierte 3T3-Mausfibroblasten (Mayer,B.J., University of Connecticut Health Center, Farmington, MA, USA)

3.2. Methoden

Alle im Rahmen der vorliegenden Arbeit durchgeführten Standardmethoden der Molekularbiologie und Proteinchemie wurden, falls nicht anders beschrieben, nach Sambrook et al. durchgeführt.[53] Bei Verwendung kommerzieller *Kits* wurde nach Anweisungen der Hersteller vorgegangen. Abweichungen von den Standardprotokollen sind entsprechend dokumentiert.

3.2.1. Proteinchemische Methoden

SDS-Polyacrylamidgelelektrophorese (SDS-PAGE)

Gesamtzellextrakte oder Proteingemische wurden auf 4–12 %-igen Bis-Tris-Gradientengelen (NuPAGE Fertiggele; Invitrogen, Karlsruhe, Deutschland) aufgetrennt. Die Proben wurden mit 4x LDS-Probenpuffer (Invitrogen, Karlsruhe, Deutschland) und 500 mM DTT (Endkonzentration 10 mM) versetzt und bei 95 °C für 5 min denaturiert. Die Elektrophorese erfolgte in MES-SDS-Laufpuffer (Invitrogen, Karlsruhe, Deutschland) unter reduzierenden Bedingungen für 55 min bei einer Spannung von 200 V. In allen Experimenten diente die *Page Ruler Prestained* Proteinleiter (Fermentas, St. Leon-Rot, Deutschland) als Molekulargewichtsstandard.

Western-Blot im Tankblot-Verfahren

Für den Transfer wurde das Polyacrylamidgel auf ein mit CAPS-Transferpuffer (0,01 M CAPS, pH 11 / 20 % MeOH (v/v)) befeuchtetes Whatmanpapier platziert, anschließend eine aktivierte PVDF-Membran (Millipore, Billerica, MA, USA) aufgelegt. Der Aufbau wurde mit einem weiteren befeuchteten Whatmanpapier abgeschlossen und in ein Transfergitter eingespannt. Die Aktivierung der Membran erfolgte für 30 sek in MeOH, 2 min in H_2O und 5 min in CAPS-Transferpuffer. Der Transfer erfolgte in CAPS-Puffer bei 4 °C für 3 h und einer Stromstärke von 400 mA.

Nachweis von Proteinen auf Membranen (Western-Blot)

Zum Nachweis der transferierten Proteine wurde die PVDF-Membran 2 h bei RT mit 10 % Milchpulver (w/v; Spinnrad, Bad Segeberg, Deutschland) in TBS-T (150 mM NaCl / 10 mM Tris-HCl, pH 8 / 0,1 % Tween20 (v/v) und 50 µM Orthovanadat blockiert. Die Inkubation mit dem Primärantikörper erfolgte in 10 % Milchpulver in TBS-T bei 4 °C üN auf einem

Schüttelinkubator. Nach Spülen in TBS-T wurde die Membran mit dem HRP-konjugierten Sekundärantikörper in TBS-T für 1 h bei RT inkubiert und anschließend mehrfach in TBS-T gewaschen. Die Immundetektion erfolgte mit ECL-Reagenz (Amersham, München, Deutschland).

Far-Western-Blot

Für far-Western-Blot-Analysen wurde die PVDF-Membran in 10 % Milchpulver in TBS-T mit 1 mM Orthovanadat üN bei 4 °C blockiert und mit TBS-T gespült. 1 µg biotinylierte SH2-Domäne wurde mit 0,05 µg Streptavidin-HRP in PBS für 30 min komplexiert und in einer Endkonzentration von 1 µg/ml in TBS-T für 1 h bei RT mit der Membran inkubiert. Nach mehrmaligem Waschen erfolgte die Detektion der gebundenen SH2-Komplexe mittels ECL-Reagenz.

Ablösen von Antikörpern und SH2-Domänen von Membranen

Um gebundene SH2-Domänen-Komplexe von der Membran abzulösen, wurde diese in TBS-T gewaschen und mit Ablösepuffer (10 % SDS (w/v) / 60 mM Tris-HCl (pH 6,8)) für 15 min bei 60 °C inkubiert, mit TBS-T gewaschen und anschließend erneut in 10 % Milchpulver in TBS-T und 1 mM Orthovanadat bei 4 °C üN blockiert. Zum Ablösen von Antikörpern wurde dem Ablösepuffer noch 0,8 % β-Mercaptoethanol (v/v) zugesetzt.

Phosphopeptid-Bindungsassay

Streptavidin-beschichtete Platten (*Streptawell*, Roche, Mannheim, Deutschland) wurden mit 240 fmol biotinyliertem Peptid in PBS für 1 h bei RT inkubiert und mit TBS-T gewaschen. Eventuell noch freie Bindungsstellen wurden mit 25 µM Biotin in TBS-T 20 min bei RT abgesättigt und erneut gewaschen. Die Platte wurde mit 5 % Blockierreagenz für Nukleinsäuren (Roche, Mannheim, Deutschland) mit 1 mM Orthovanadat bei 4 °C üN blockiert. Nach Waschen mit TBS-T wurden 60 µl an Streptavidin-HRP komplexierte SH2-Domäne (0,83 µg / µl) je *well* für 1 h bei RT zugegeben. Nach erneutem Waschen wurden zum Nachweis gebundener SH2-Domäne 200 µl ABTS (1 mg / ml; Roche, Mannheim, Deutschland) zugefügt, 30 min bei 37 °C unter Schütteln (100 rpm) inkubiert und alle 10 min die Absorption bei 405 nm gemessen. Die Phosphorylierung der Peptide wurde mit dem HRP-konjugierten Phosphotyrosin-spezifischen Antikörper 4G10 (1:5000 in Antikörper-Verdünnungspuffer; Roche, Mannheim, Deutschland) überprüft.

SH2-Domänen Pulldown

100 µg SH2-Domäne wurden an 40 µL mit PBS (Gibco, Grand Island, NY, USA) gewaschener Streptavidin-Agarose (High Capacity, Thermo Fisher, Bremen, Deutschland) konjugiert (2 h auf Eis, mehrmaliges Schwenken), dreimal mit PBS gewaschen und 15 min bei RT mit 300 µl 0,1 % BSA (w/v) in PBS blockiert. 2 ml Thrombozytenlysat wurden in 6 M Harnstoff 30 min bei RT denaturiert und in 3,5 ml KLB-Lysepuffer (150 mM NaCl / 25 mM Tris-HCl, pH 7,4 / 5 mM EDTA / 1 % Triton X-100 (v/v) / 10 % Glycerol / 0,1 % Natriumpyrophosphat (v/v) / 10 mM β-Glycerolphosphat / 1 mM Orthovanadat / frisch versetzt mit 0,2 mg/ml Aprotinin / 1 mM DTT / 1 mM PMSF / 0,1 mM Natriumpervanadat / 10 mM NaF) umgepuffert. Denaturierte Extrakte wurden mit 40 µl Streptavidin-Agarose bei 4 °C 30 min vorgeklärt. 1 mg des vorgeklärten Lysats wurden mit 100 µg konjugierter SH2-Domäne in einem Volumen von 200 µL KLB-Puffer bei 4 °C üN auf einem Überkopfschüttler inkubiert. Die Matrix wurde anschließend dreimal mit PBS mit 50 µM Orthovanadat, dreimal mit TBS-T mit 50 µM Orthovanadat und erneut dreimal mit PBS/Orthovanadat gewaschen. Für eine massenspektrometrische Untersuchung wurden die gebundenen Proteine mit 60 µl 0,5 M Glycin eluiert, mit 20 µl 1 M di-Natriumphosphat neutralisiert und in 720 µl eiskaltem EtOH für mindestens 1 h bei -20 °C gefällt, 30 min bei 13.000 rpm zentrifugiert, mit 100 µl eiskaltem Aceton gewaschen und kurz luftgetrocknet. Für eine proteinchemische Untersuchung wurde die gewaschene Matrix mit 4x LDS-Probenpuffer und 500 mM DTT (Endkonzentration 10 mM) versetzt und 5 min auf 95 °C erhitzt. Der Überstand nach Zentrifugation (5.000 rpm, 30 sek) wurde direkt für eine SDS-PAGE verwendet.

Massenspektrometrie

Die massenspektrometrische Identifizierung an SH2-Domänen gebundener Proteine erfolgte am Leibniz Institut für analytische Wissenschaften (ISAS e.V., Dortmund, Deutschland) in Kooperation mit Florian Beck, Dr. René Zahedi und Prof. Albert Sickmann.
Die gefällten Proteine wurden in 45 µL Verdaupuffer (50 mM ABC, 0,1 M Harnstoff, pH 8) aufgenommen, mit 10 mM DTT bei 56 °C für 30 min reduziert und danach mit 30 mM Iodacetamid bei RT 30 min im Dunkeln inkubiert. Der Verdau mit 60 ng Trypsin Gold (Promega, Madison, Wisconsin, USA) erfolgte bei 37 °C über Nacht. Die Reaktion wurde durch Zugabe von Trifluoressigsäure (TFA) gestoppt (Endkonzentration 0,1 %). Tryptische Peptide wurden auf eine 100 µm ID *reversed phase*-Säule f in 0,1 % TFA aufkonzentriert und dann über eine 75 µm *reversed phase*-Säule (Acclaim PepMap, RSLC, 15 cm lang, 2 µm Partikel, 10 nm Porengröße, Dionex, Amsterdam, Niederlande) über einen binären Gradienten ((A) 0,1 % Formaldehyd; (B) 0,1 % Formaldehyd + 84 % Acetonitril) von 5 bis 50 % Lösung B in 40 Minuten (Flussrate: 300 nL/min) aufgetrennt. 5 µL Probenvolumen

wurden mittels nano-LC-MS/MS auf LTQ Orbitrap Velos oder LTQ Orbitrap XL Massenspektrometern (Thermo Scientific, Bremen, Germany) direkt gekoppelt mit einem Ultimate 3000 RSCL nano-HPLC-System (Dionex, Amsterdam, Niederlande) vermessen. Die Rohdaten wurden mittels ProteoWizard Software 1.6.0 in das mgf-Format überführt und die Daten mit der *Uniprot*-Datenbank über *Mascot 2.3* verglichen.

Immunpräzipitation

Zur Präzipitation von Proteinen wurden 100-200 µg Gesamtzellextrakt mit 20 µl G-Plus Agarose (Santa Cruz, Heidelberg, Deutschland) vorgeklärt und zusammen mit der vom Hersteller angegebenen Menge Antikörper (siehe Tabelle 1) für 3 h auf Eis versetzt. Anschließend wurden 20 µl G-Plus Agarose zugegeben und üN bei 4 °C auf einem Überkopfschüttler inkubiert. Die gebundenen Antikörper-Protein-Komplexe wurden mehrfach mit KLB-Puffer (150 mM NaCl / 25 mM Tris-HCl, pH 7,4 / 5 mM EDTA / 1 % Triton X-100 (v/v) / 10 % Glycerol / 0,1 % Natriumpyrophosphat (v/v) / 10 mM β-Glycerolphosphat / 1 mM Orthovanadat) gewaschen, mit 4x LDS-Probenpuffer und 500 mM DTT (Endkonzentration 10 mM) versetzt und bei 95 °C für 5 min eluiert.

Phosphataseverdau auf Membranen

Für den Verdau mit der Tyrosin-spezifischen Phosphatase PTP1B (Calbiochem, Darmstadt, Deutschland) wurde die unblockierte Membran mit PBS und frisch angesetztem Phosphatasepuffer (20 mM Tris-HCl, pH 7,4 / 150 mM NaCl / 10 % Glycerol (v/v) / 2 mM EDTA / 2 mM DTT / 0,1 % Triton (v/v) / 1 % BSA (w/v)) gespült und anschließend mit 1 ml Phosphatasepuffer und 10 µg PTP1B bei 37 °C für 3 h inkubiert. Nach Waschen in TBS-T erfolgte die Blockierung mit 10 % Milchpulver in TBS-T und 1 mM Orthovanadat bei 4 °C üN.

3.2.2. Molekularbiologische Methoden

Klonierung von SH2-Domänen für die bakterielle Expression

Zur Herstellung biotinylierter SH2-Domänen wurden die kodierenden Sequenzen für die SH2-Domänen in einen modifizierten pAC4-Vektor (Avidity, Aurora, CO, USA) direkt über Restriktionsverdau oder durch Einführung entsprechender Restriktionsenzymschnittstellen mittels PCR kloniert. Plasmide mit den entsprechenden Sequenzen für die SH2-Domänen wurden von Bruce J. Mayer (University of Connecticut Health Center, Farmington, CT, USA) zur Verfügung gestellt, fehlende SH2-Konstrukte wurden als cDNA-Klone aus der *mammalian gene collection* (Invitrogen, Karlsruhe, Deutschland) bzw. von Origene (Rockville, MD, USA) erworben und ebenfalls mittels PCR in das gewählte Expressionsplasmid integriert. Die korrekte Nukleinbasenabfolge der SH2-Domäne als N-terminales GST-Fusionsprotein mit C-terminalem *Avi-tag*, das eine direkte bakterielle Biotinylierung durch das Enzym BirA in AVB100-Bakterien (*E.coli*; Avidity, Aurora, CO, USA) erlaubt, wurde durch Sequenzierung überprüft und das Plasmid anschließend in chemisch kompetente AVB100-Bakterien transformiert. Die bakteriellen Klone wurden mit 20 % Glycerol bei -80 °C gelagert.

Klonierung von Proteinen für transiente Transfektion in HEK293-Zellen

Die Klonierung von Proteinen für die Expression in HEK293-Zellen erfolgte ausgehend von cDNA-Klonen aus der *mammalian gene collection* (Invitrogen, Karlsruhe, Deutschland) mittels PCR, wobei Restriktionsschnittstellen zur gerichteten Klonierung in den EBB-Vektor eingeführt wurden, der ein C-terminales *Myc-tag* enthielt. War diese direkte Strategie nicht zielführend, erfolgte ein Zwischenschritt mit Klonierung in den pCR2.1-Vektor nach Herstellerangaben (Invitrogen, Karlsruhe, Deutschland). Nach weiterer Klonierung in den EBB-Vektor und Transformation in *One Shot Invaf*-Zellen (*E.coli*, Invitrogen, Karlsruhe, Deutschland) wurden die Konstrukte durch Sequenzierung überprüft. Die Lagerung der bakteriellen Klone erfolgte in 20 % Glycerol bei -80 °C.

Expression biotinylierter SH2-Domänen in *E.coli* als GST-Fusionsprotein

Die Expression von biotinylierten GST-Fusionsproteinen erfolgte in AVB100-Bakterien nach Dierck et al.[54] Abweichend davon wurden 400 ml Kulturen inokuliert und diesen 800 µl 25 mM Biotin zugesetzt.

Aufreinigung biotinylierter SH2-Domänen

Die Aufreinigung biotinylierter SH2-Domänen erfolgte nach Dierck et al.[54] Abweichend erfolgte die Inkubation mit GSH-Sepharose (GE Healthcare, München, Deutschland) für 1 h bei 4 °C und die Elution des GST-Fusionsproteins erst nach Inkubation bei RT für 30 min in GSH-Puffer. Eine Proteinbestimmung erfolgte direkt nach der Elution mit dem Bradford-Test (Biorad, München, Deutschland). Aufgereinigte SH2-Domänen wurden in Aliquots zu 1 ml bei -80 °C gelagert.

Material und Methoden

3.2.3. Zellbiologische Methoden

Kultur von Zellen

HEK293-Zellen wurden in DMEM-Medium (Gibco, Grand Island, NY, USA) mit 10 % FCS (PAA, Pasching, Österreich) und den Antibiotika Penicillin (100 U/ml) und Streptomycin (100 µg/ml) (beide Gibco, Grand Island, NY, USA) bei 37 °C mit 5 % CO_2 im Brutschrank kultiviert.

Transiente Transfektion

Die transiente Transfektion von HEK293-Zellen erfolgte mit Hilfe von Lipofectamin 2000 (Invitrogen, Karlsruhe, Deutschland) in 10 cm Zellkulturschalen nach Herstellerangaben mit 4 µg DNA. Die Transfektionslösung wurde nach 5 h gegen frisches Zellkulturmedium ausgetauscht, die Zellen für 48 - 54 h kultiviert und anschließend lysiert.

Herstellung von Proteinextrakten aus kultivierten Zellen

Kultivierte Zellen in 10 cm Zellkulturschalen wurden zweimal mit eiskaltem PBS auf Eis gewaschen und anschließend mit KLB-Lysepuffer lysiert, der Zellrasen abgeschabt und 30 min auf Eis inkubiert. Zelltrümmer wurden abzentrifugiert (10 min, 14.000 rpm, 4 °C), die Proteinkonzentration mit dem Bradford-Test (BioRad, München, Deutschland) bestimmt und Aliquots bei -80 °C gelagert.

Herstellung von Proteinextrakten aus Thrombozytenkonzentraten

Thrombozytenkonzentrate (Institut für Transfusionsmedizin, Universitätsklinikum Hamburg-Eppendorf; Alter nach Präparation: 4 Tage), wurden vereinigt, die Thrombozyten bei 100 rpm 15 min bei RT pelletiert und zweimal mit 25 ml auf 37 °C vorgewärmten CGS-Puffer (10 mM Natriumcitrat / 30 mM Dextrose / 120 mM NaCl) gewaschen. Nach Resuspension in 2 ml warmen CGS-Puffer wurden sie bei 37 °C für 30 min ruhen gelassen und der Puffer nach Zentrifugation (1000 rpm, 2 min, RT) abgenommen. Die Stimulation erfolgte mit 20 µM ADP in PBS für 10 min bei RT. Thrombozyten wurden bei 3000 rpm (3 min, RT) pelletiert und in 2 ml 5-fach KLB-Lysepuffer lysiert.

3.3. Statistik und Datenauswertung

Statistik

Alle Auswertungen dieser Arbeit wurden in Microsoft Excel 2002 vorgenommen. Abweichungen zwischen Experimenten wurden als Spannweite der Messwerte angeben, wenn eine Berechnung der Standardabweichung aufgrund zu geringer Messwertanzahl nicht möglich war. Die Berechnung der Standardabweichung erfolgte unter Annahme einer Normalverteilung der Proben.

Die Bestimmung der Signifikanz experimentell bestimmter Unterschiede in Form eines p-Wertes erfolgte, wenn möglich, mit einem gepaarten, zweiseitigen *Student's t-Test*, ein p-Wert von < 0,01 wurde als signifikant angenommen.

Für den Vergleich der signifikant angereicherten *gene ontology* (GO)-Annotierungen in Proteinsets wurde auf die freie Software *GO-Miner* zurückgegriffen.[55]

Auswertung des Phosphopeptid-Bindungsassays

Die erhaltenen absoluten OD-Werte jeder *Multiwell*-Platte wurden über einen mitgeführten Standard (Verdünnung von 100 ng / 50 ng / 25 ng und 10 ng der SH2-Domäne von PI3KR1_NC in Duplikat auf dem PI3K-Phosphopeptid) gegeneinander normalisiert, der ABTS-Hintergrund subtrahiert und um die bestimmte mittlere Bindung an unphosphorylierte Kontrollpeptide, die stets mitgeführt wurden, plus zweifacher Standardabweichung korrigiert. Die erhaltenen Mittelwerte aus zwei unabhängigen Messungen wurden einer hierarchischen Clusteranalyse (*pearson correlation, average linkage*) mit dem *Multiple Experiment Viewer* unterzogen und dort als farbcodierte *heatmap* und als Dendrogram dargestellt.

Densiometrische Auswertung von far-Western-Blots

Gescannte Filmexponate der far-Western-Blot-Analysen wurden in Adobe Photoshop in umgekehrter Farbdarstellung geöffnet. Die Banden wurden manuell ausgewählt und die mittlere Pixelintensität mit der Anzahl der Pixel multipliziert. Die absoluten Werte wurden ins Verhältnis (*fold*) zu einem jeweiligen experimentellen Basiswert gesetzt, logarithmisch transformiert und im *Multiple Experiment Viewer* als farbcodierter Plot dargestellt. Die Erstellung der exemplarischen Boxplots zur Darstellung der interindividuellen Varianz erfolgte mit *GraphPad Prism* Version 4.

4. Ergebnisse

4.1. Herstellung und Charakterisierung von SH2-Domänen

Rekombinant hergestellte SH2-Domänen stellen modulare Bindungsdomänen dar und können als spezifische Sonden zur Untersuchung der Tyrosinphosphorylierung genutzt werden.[8, 49, 54] Die charakteristische Spezifität gegenüber phosphorylierten Proteinmotiven wird dabei genutzt, um eine differenzielle Beschreibung verschiedener Phosphorylierungszustände oder Phosphorylierungsmuster zu detektieren. Dafür ist ein Verständnis über die Aktivität und das Bindungsverhalten der Sonden von entscheidender Bedeutung, um experimentelle Daten interpretieren zu können und eine Phosphotyrosin-spezifische Wechselwirkung sicher zu stellen.

4.1.1. Klonierung und Expression von SH2-Domänen

Ausgehend von bereits vorhandenen 50 Konstrukten wurden die Nukleinsäuresequenzen für alle fehlenden SH2-Domänen in ein Vektorsystem umkloniert, das neben der Expression als GST-Fusionsprotein gleichzeitig eine Biotinylierung am C-terminal angefügten *Avi-tag* durch die in den Bakterien vorhandene Biotin-Proteinligase BirA ermöglicht. Die 10 Doppeldomänen wurden sowohl als Tandemkonstrukte als auch als Einzeldomänen kloniert. Außerdem wurde ein Leerkonstrukt, welches statt einer SH2-Domäne nur kurze *tags* der Form *Myc-HA-Myc* beinhaltet, als Hintergrundkontrolle hergestellt. Tabelle 4 gibt eine Übersicht über alle 130 SH2-Konstrukte und ihre häufigsten Synonyme sowie die *Uniprot-ID* des jeweiligen Proteins.

Alle klonierten SH2-Domänen konnten erfolgreich bakteriell exprimiert werden, wobei Ausbeuten von 0,5 – 17 mg je Liter Bakterienkultur erzielt wurden. Das N-terminale GST-*tag* wurde zur Aufreinigung genutzt, wogegen die C-terminale Biotinylierung in weiterführenden Experimenten der Komplexierung diente.
Die Anwesenheit und Reinheit des biotinylierten GST-Fusionsproteins wurde durch eine Coomassiefärbung des aufgetrennten Proteins sowie durch einen Western-Blot gegen das N-terminale GST-*tag* und einen Western-Blot gegen die C-terminale Biotinylierung überprüft (Daten nicht gezeigt).

Ergebnisse

Tabelle 4: Auflistung der 130 SH2-Konstrukte und der verwendeten Namen mit den häufigsten Synonymen für die entsprechenden Proteine sowie der *Uniprot-ID*, unter der alle relevanten Informationen zusammengefasst sind.

SH2-Domäne	Proteinname	Synonyme	Uniprot-ID
ABL1	Proto-oncogene tyrosine-protein kinase ABL1	JTK7	P00519
ABL2	Tyrosine-protein kinase ABL2	ARG	P42684
APS	SH2B adapter protein 2	x	O14492
BKS	Signal-transducing adaptor protein 2	STAP2	Q9UGK3
BLK	Tyrosine-protein kinase BLK	x	P51451
BLNK	B-Cell linker protein	BASH, SLP65	Q8WV28
BMX	Cytoplasmic tyrosine-protein kinase BMX	ETK	P51813
BRDG1	Signal-transducing adaptor protein 1	STAP_1	Q9ULZ2
BRK	Tyrosine-protein kinase 6	PTK6	Q13882
BTK	Tyrosine-protein kinase BTK	x	Q06187
CBL	E3 ubiquitin-protein ligase CBL	x	P22681
CBLB	E3 ubiquitin-protein ligase CBL-B	x	Q13191
CBLC	Signal transduction protein CBL-C	x	Q9ULV8
CHN1	N-chimaerin	ARHGAP2, CHN	P15882
CHN2	Beta-chimaerin	x	P52757
CIS1	Cytokine-inducible SH2-containing protein	x	Q9NSE2
CRK	Proto-oncogene C-crk	CRKII	P46108
CRKL	Crk-like protein	CRK like	P46109
CSK	Tyrosine-protein kinase CSK	CYL	P41240
DAPP1	Dual adapter for phosphotyrosine and 3-phosphotyrosine and 3-phosphoinositide	BAM32	Q9UN19
EAT2	SH2 domain-containing protein 1B	SH2D1B	O14796
FER	Proto-oncogene tyrosine-protein kinase FER	TYK3	P16591
FES	Proto-oncogene tyrosine-protein kinase Fes/Fps	C-FES	P07332
FGR	Proto-oncogene tyrosine-protein kinase FGR	SRC2, c-fgr, p55c-fgr	P09769
FRK	Tyrosine-protein kinase FRK	GTK,RAK, PTK5	P42685
FYN	Proto-oncogene tyrosine-protein kinase Fyn	SLK; SYN	P06241
GAP_C	Ras GTPase-activating protein 1	RASA1_C	P20936
GAP_N	Ras GTPase-activating protein 1	RASA1_N	P20936
GAP_NC	Ras GTPase-activating protein 1	RASA1_NC	P20936
GRAP	GRB2-related adapter protein	x	Q13588
GRAP2	GRB2-related adapter protein 2	GADS	O75791
GRB10	Growth factor receptor-bound protein 10	RSS, GRB-IR, MEG1, IRBP	Q13322
GRB14	Growth factor receptor-bound protein 14	x	Q14449
GRB2	Growth factor receptor-bound protein 2	ASH	P62993
GRB7	Growth factor receptor-bound protein 7	x	Q14451
HCK	Tyrosine-protein kinase HCK	JTK9	P08631
HSH2	Hematopoietic SH2 domain-containing protein	ALX	Q96JZ2
ITK	Tyrosine-protein kinase ITK/TSK	EMT	Q08881
JAK1	Tyrosine-protein kinase JAK1	x	P23458
JAK2	Tyrosine-protein kinase JAK2	x	O60674
JAK3	Tyrosine-protein kinase JAK3	x	P52333
LCK	Proto-oncogene tyrosine-protein kinase LCK	LSK	P06239
LNK	SH2B adapter protein 3	x	Q9UQQ2
LYN	Tyrosine-protein kinase Lyn	JTK8	P07948
MATK	Megakaryocyte-associated tyrosine-protein kinase	LSK, CHKL	P42679
MIST	Mast cell immunoreceptor signal transducer	CLNK	Q7Z7G1
NCK	Cytoplasmic protein NCK1	NCK1	P16333
NCK2	Cytoplasmic protein NCK2	x	O43639
NSP1	SH2 domain-containing protein 3A	SH2D3A	Q9BRG2
NSP2	Breast cancer anti-estrogen resistance protein 3	BCAR3	O75815
NSP3	SH2 domain-containing protein 3C	SH2D3C	Q8N5H7
PI3KR1_C	Phosphatidylinositol 3-kinase regulatory subunit α	p85 α	P27986
PI3KR1_N	Phosphatidylinositol 3-kinase regulatory subunit α	p85 α	P27986
PI3KR1_NC	Phosphatidylinositol 3-kinase regulatory subunit α	p85 α	P27986

PI3KR2_C	Phosphatidylinositol 3-kinase regulatory subunit β	p85 β	O00459
PI3KR2_N	Phosphatidylinositol 3-kinase regulatory subunit β	p85 β	O00459
PI3KR2_NC	Phosphatidylinositol 3-kinase regulatory subunit β	p85 β	O00459
PI3KR3_C	Phosphatidylinositol 3-kinase regulatory subunit γ	p55 γ	Q92569
PI3KR3_N	Phosphatidylinositol 3-kinase regulatory subunit γ	p55 γ	Q92569
PI3KR3_NC	Phosphatidylinositol 3-kinase regulatory subunit γ	p55 γ	Q92569
PLCG1_C	1-phosphatidylinositol-4,5-bisphosphate phosphodiesterase γ -1	x	P19175
PLCG1_N	1-phosphatidylinositol-4,5-bisphosphate phosphodiesterase γ -1	x	P19175
PLCG1_NC	1-phosphatidylinositol-4,5-bisphosphate phosphodiesterase γ -1	x	P19175
PLCG2_C	1-phosphatidylinositol-4,5-bisphosphate phosphodiesterase γ -2	X	P16885
PLCG2_N	1-phosphatidylinositol-4,5-bisphosphate phosphodiesterase γ a-2	X	P16885
PLCG2_NC	1-phosphatidylinositol-4,5-bisphosphate phosphodiesterase γ -2	X	P16885
PTK70	Tyrosine-protein kinase Srms	SRM; SRMS	Q62270
RIN1	Ras and Rab interactor 1	x	Q13671
RIN2	Ras and Rab interactor 2	RASSF4	Q8WYP3
RIN3	Ras and Rab interactor 3	x	Q8TB24
SAP	SH2 domain-containing protein 1A	SH2D1A	O60880
SH2A	SH2 domain-containing protein 4A	SH2D4A	Q9H788
SH2B	SH2-B gamma signaling protein	x	Q9NRF1
SH2D4B	SH2 domain-containing protein 4B	x	Q5SQS7
SH2D5	SH2 domain-containing protein 5	x	Q6ZV89
SH3BP2	SH3 domain-binding protein 2	CRB, CRPM	P78314
SHB	SH2 domain-containing adapter protein B	x	Q15464
SHC1	SHC-transforming protein 1	SHC,SHCA, SHC-1, p52SHC	P29353
SHC2	SHC-transforming protein 2	SLI, SCK, SHCB	P98077
SHC3	SHC-transforming protein 3	p66SHC	Q92529
SHC4	SHC (Src homology 2 domain containing) family, member 4	SHCD	Q8IYW3
SHD	SH2 domain-containing adapter protein D	x	Q96IW2
SHE	SH2 domain-containing adapter protein E	x	Q5VZ18
SHF	SH2 domain-containing adapter protein F	x	Q96IE8
SHIP1	Phosphatidylinositol-3,4,5-trisphosphate 5-phosphatase 1	INPP5D	O00145
SHIP2	Phosphatidylinositol-3,4,5-trisphosphate 5-phosphatase 2	INPPL1	O15357
SHP1_C	Tyrosine-protein phosphatase non-receptor type 6	HCP, PTPN6_C	P29350
SHP1_N	Tyrosine-protein phosphatase non-receptor type 6	HCP, PTPN6_N	P29350
SHP1_NC	Tyrosine-protein phosphatase non-receptor type 6	HCP, PTPN6_NC	P29350
SHP2_C	Tyrosine-protein phosphatase non-receptor type 11	CFC; PTPN11_C	Q06124
SHP2_N	Tyrosine-protein phosphatase non-receptor type 11	CFC; PTPN11_N	Q06124
SHP2_NC	Tyrosine-protein phosphatase non-receptor type 11	CFC; PTPN11_NC	Q06124
SLAP	Src-like-adapter	SLA	Q13239
SLAP2	Src-like-adapter 2	SLA2	Q9H6Q3
SLNK	SH2 domain-containing protein 6	B cell linker protein,SH2D6	Q7Z4S9
SLP76	Lymphocyte cytosolic protein 2	LCP2	Q13094
SOCS1	Suppressor of cytokine signaling 1	SSI1, TIP3	O15524
SOCS2	Suppressor of cytokine signaling 3	CIS2, SSI2, Cish2, SSI-2, SOCS-2, STATI2	O14508
SOCS3	Suppressor of cytokine signaling 3	CIS3,Cish3, SSI-3, SOCS-3	O14543
SOCS4	Suppressor of cytokine signaling 4	CIS4, SSI4, STAT4, SOCS7	Q8WXH5
SOCS5	Suppressor of cytokine signaling 5	x	O75159
SOCS6	Suppressor of cytokine signaling 6	CIS4, SOCS4	O14544
SOCS7	Suppressor of cytokine signaling 7	NAP4	O14512
SRC	Proto-oncogene tyrosine-protein kinase Src	ASV	P12931
STAT1	Signal transducer and activator of transcription 1	ISGF-3, STAT91	P42224
STAT2	Signal transducer and activator of transcription 2	p113	P52630
STAT3	Signal transducer and activator of transcription 3	APRF	P40763

Ergebnisse

STAT4	Signal transducer and activator of transcription 4	x	Q14765
STAT5A	Signal transducer and activator of transcription 5A	x	P42229
STAT5B	Signal transducer and activator of transcription 5B	x	P51692
STAT6	Signal transducer and activator of transcription 6	x	P42226
SUPT6H	Transcription elongation factor SPT6	x	Q7KZ85
SYK_C	Spleen tyrosine kinase	x	Q5T6N8
SYK_N	Spleen tyrosine kinase	x	Q5T6N8
SYK_NC	Spleen tyrosine kinase	x	Q5T6N8
TEC	Tyrosine-protein kinase Tec	PSCTK4	P42680
TNS1	Tensin-1	TNS	Q9HBL0
TNS2	Tensin-like C1 domain-containing phosphatase	TENC1	Q76MW6
TNS3	Tensin-3	TEM6, TENS1	Q8IZW7
TNS4	Tensin-4 [Precursor]	CTEN	Q8IZW8
TXK	Tyrosine-protein kinase TXK		P42681
Tyk2	Non-receptor tyrosine-protein kinase TYK2	x	P29597
VAV1	Proto-oncogene vav	VAV	P15498
VAV2	Protein vav-2	x	P52735
VAV3	Guanine nucleotide exchange factor VAV3		Q9UKW4
VRAP	SH2 domain-containing protein 2A	SH2D2A	Q9NP31
YES	Proto-oncogene tyrosine-protein kinase Yes	C-YES, P61-YES, HST441,YES1	P07947
ZAP70_C	Tyrosine-protein kinase ZAP-70	Srk	P43404
ZAP70_N	Tyrosine-protein kinase ZAP-70	Srk	P43404
ZAP70_NC	Tyrosine-protein kinase ZAP-70	Srk	P43404

4.1.2. Aktivitätsüberprüfung im far-Western-Blot

Das Hauptcharakteristikum der SH2-Domänen ist die Bindung an Tyrosin-phosphorylierte Proteine. Um die Aktivität der rekombinant hergestellten SH2-Domänen in Bezug auf ihre Phosphotyrosin-abhängige Proteinbindung nachzuweisen, wurden zwei Zelllysate verwendet, die durch eine erhöhte Tyrosinphosphorylierung gekennzeichnet sind.
Hierfür wurden Gesamtzellextrakte von N54-Zellen und Pervanadat-stimulierten HepG2-Zellen mittels far-Western-Blot untersucht (Abbildung 7). N54-Zellen verfügen über eine konstitutiv aktive Form der v-Abl-Kinase und weisen eine erhöhte Tyrosinphosphorylierung gegenüber der Ursprungszelllinie NIH-3T3 auf. Pervanadat führt durch die Inhibition Tyrosin-spezifischer Phosphatasen zur Akkumulation der Phosphorylierung an Proteinen, so dass in Lysaten entsprechend behandelter HepG2-Zellen sehr starke Phosphotyrosinsignale nachweisbar sind. Beide Lysate eignen sich aufgrund des erhöhten Phosphotyrosin-Spiegels als Kontrollen für die Bindungsfähigkeit von SH2-Domänen.[8]

60 % (78/130) der exprimierten SH2-Domänen zeigten eine starke Bindung an das Pervanadat-stimulierte HepG2-Lysat und eine deutlich schwächerer und differenziellere Wechselwirkung mit dem N54-Lysat, so dass für diese Domänen eine funktionelle Aktivität festgestellt wurde. Dieses Bild zeigt sich erwartungsgemäß ebenfalls mit dem Phosphotyrosin-Antikörper 4G10 (Abbildung 7).

Ergebnisse

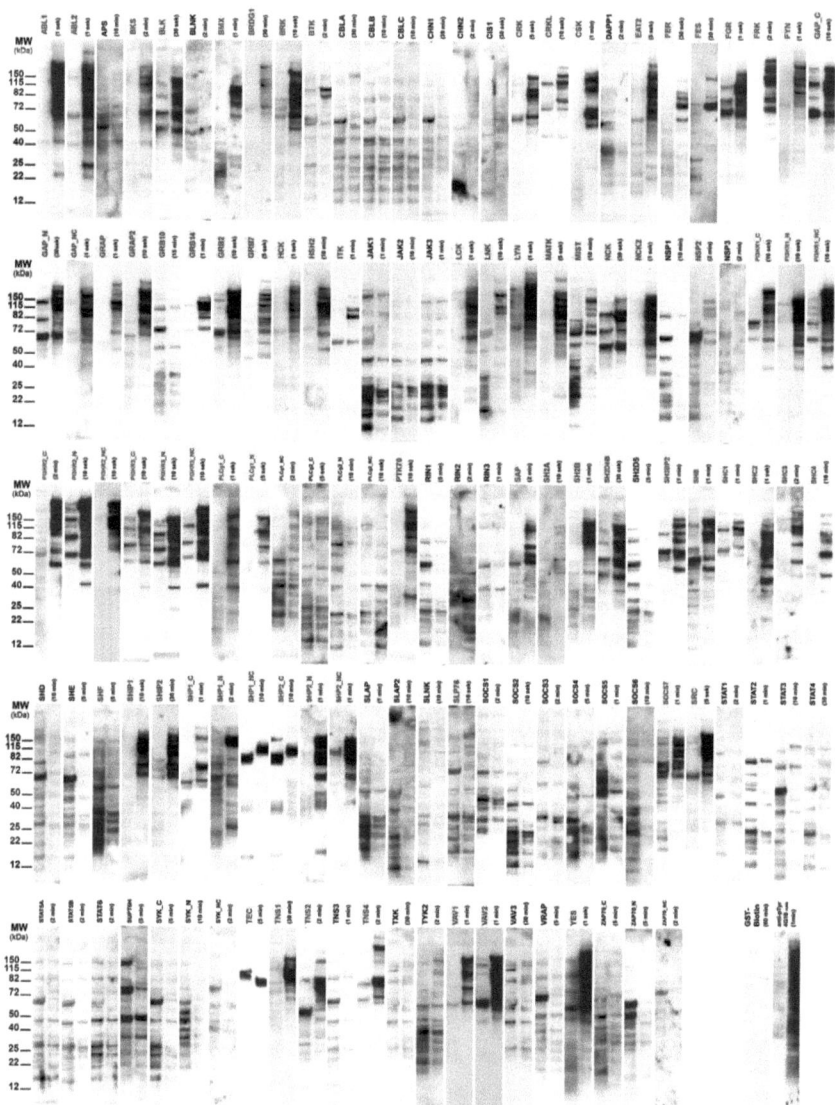

Abbildung 7: Nachweis der Phosphotyrosin-abhängigen Bindung der bakteriell exprimierten SH2-Domänen im far-Western-Blot. 10 µg Pervanadat-stimuliertes HepG2-Lysat (rechte Spur) und 50 µg N54-Lysat (linke Spur) wurden durch SDS-PAGE aufgetrennt, auf PVDF-Membranen transferiert und mit 1 µg SH2-Domäne, zur Detektion komplexiert an Streptavidin-HRP, inkubiert. Gezeigt ist ein repräsentativer Blot je Domäne aus zwei unabhängigen far-Western-Experimenten unter Angabe der Expositionszeit. Domänen mit der erwarteten stärkeren Bindung an das HepG2-Lysat wiesen überwiegend kurze Expositionszeiten auf und konnten als Sonden in weiterführenden Experimenten genutzt werden. Diese bindungsaktiven SH2-Domänen sind rot gekennzeichnet. Domänen mit schwacher oder unerwarteter Bindung weisen überwiegend längere Expositionszeiten auf und zeigten nur eine geringe Aktivität der Bindung an Phosphotyrosin. Als bindungs-inaktiv eingestufte Domänen sind schwarz gekennzeichnet. Unspezifische Wechselwirkungen wurden durch die far-Western-Analyse mit GST-Biotin ausgeschlossen. Als Kontrolle der Tyrosinphosphorylierung der Zelllysate diente ein Phosphotyrosin-spezifischer Antikörper.

40 % (52/130) der SH2-Domänen zeigen ein nicht erwartetes Bindungsverhalten mit stärkeren Signalen auf dem N54-Lysat oder Bindungsmuster mit vergleichbarer Intensität auf beiden Lysaten, meist erst nach längerer Exposition (Abbildung 7). Dieses Bindungsverhalten wurde als nicht spezifisch eingestuft, da wegen der globalen Phosphatase-Hemmung in Analogie zu den Resultaten mit dem Phosphotyrosin-spezifischen Antikörper 4G10 deutlich stärkere Signale auf dem Pervanadat-behandelten HepG2-Zelllysat zu erwarten sind. Aufgrund des unklaren Bindungsverhaltens wurden diese Sonden von der Analyse der Tyrosinphosphorylierung ADP-stimulierter Thrombozyten ausgeschlossen.

Die beobachteten Bindungsmuster der bindungsfähigen SH2-Domänen sind insbesondere auf dem weniger stark phosphorylierten N54-Lysat für verschiedene SH2-Domänen sehr differenziell und zeigen, dass von den jeweiligen SH2-Domänen verschiedene, phosphorylierte Proteine spezifisch gebunden werden. Es ist außerdem zu beobachten, dass von den SH2-Domänen eine größere Zahl von Phosphoproteinen im N54-Lysat detektiert werden, als vom Phosphotyrosin-spezifische Antikörper 4G10.

Die detektierten Wechselwirkungen der SH2-Fusionsproteine werden weder vom N-terminalen GST-*tag* noch vom Avi-*tag* beeinflusst, da keine Bindung der Hintergrundkontrolle ohne SH2-Domäne an die Lysate nachgewiesen werden konnte. Für die funktionellen Domänen sind die beobachteten Signale demnach auf die spezifischen Wechselwirkungen der SH2-Domänen und verschiedenen Phosphotyrosinresten zurückzuführen.

4.1.3. Charakterisierung des Bindungsverhaltens an Phosphopeptiden

Eine unabhängige Überprüfung der Bindungsfähigkeit aller im far-Western-Blot als bindungsaktiv eingestuften 78 SH2-Domänen erfolgte zusätzlich mit einem Phosphopeptid-Bindungsassay, der neben der Aktivitätsüberprüfung zusätzlich eine Aussage über die Selektivität der eingesetzten SH2-Domäne in Bezug auf die umgebenden Aminosäuren des Phosphotyrosinrestes erlaubt. Es wurden 90 SH2-Domänen, darunter 12 nach der far-Western-Überprüfung als bindungs-inaktiv eingestufte SH2-Domänen, auf insgesamt 80 Phosphopeptiden und 6 unphosphorylierten Kontrollpeptiden vermessen.

Nach Normalisierung und Korrektur um den Hintergrund und die Bindung an die unphosphorylierten Kontrollpeptide konnten differenzielle Bindungsmuster für 67 SH2-Domänen ermittelt werden (Abbildung 8).

Ergebnisse

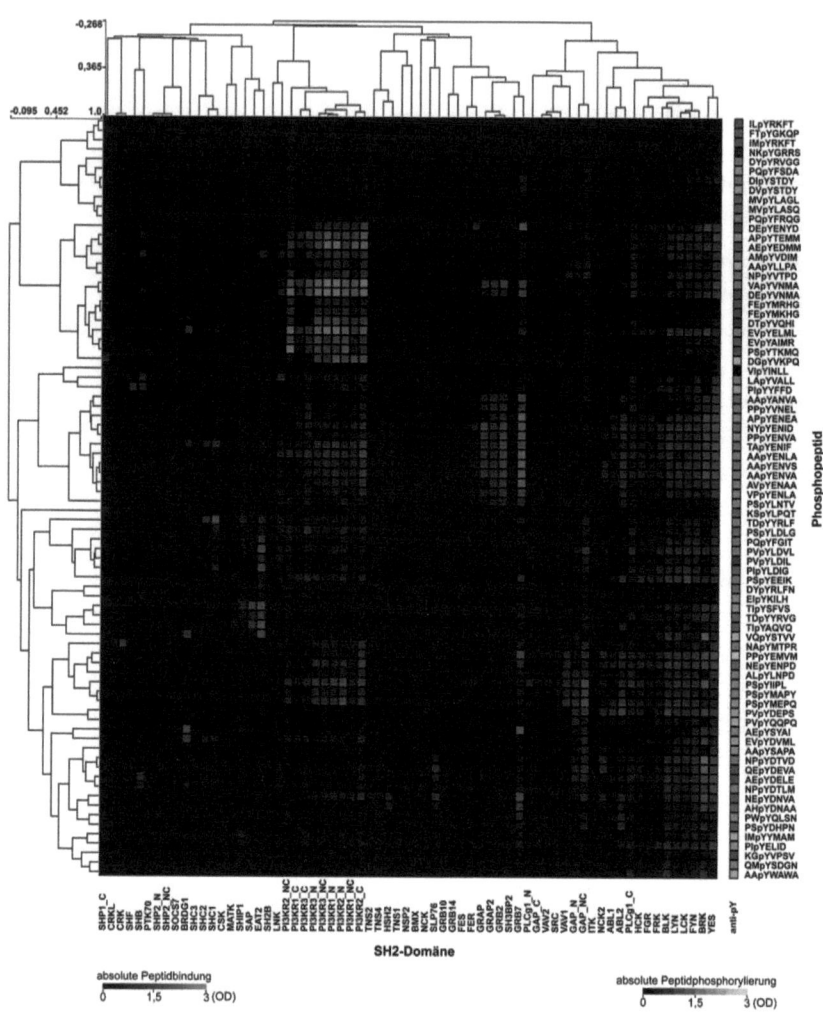

Abbildung 8: Zusammenfassung der Bindungsspezifität der 67 bindungsaktiven SH2-Domänen auf 80 Phosphopeptiden. Immobilisierte Phosphopeptide wurden mit an Streptavidin komplexierter SH2-Domäne inkubiert und die Bindung nach enzymatischer Farbreaktion photometrisch gemessen. Normalisierte Mittelwerte aus zwei unabhängigen Messungen wurden um den Hintergrund korrigiert, bindungs-inaktive Domänen ausgeschlossen und die verbliebenen Messdaten anschließend einer korrelativen, hierarchischen Clusteranalyse unterzogen. Die deutliche Trennung der verschiedenen Familien an SH2-Domänen basiert zum Einen auf den verschiedenen Spezifitäten der Domänen und zum Anderen auf der sich deutlich unterscheidenden Bindungsstärke an die Phosphopeptide. Die Phosphorylierung der Peptide wurde mit dem Phosphotyrosin-spezifischen Antikörper 4G10 überprüft.

Die exemplarisch vermessenen SH2-Domänen, die auf Basis der far-Western-Untersuchung als bindungsinaktiv eingestuft wurden, zeigten keine signifikante Bindung an Phosphopeptide. Darüber hinaus konnte ebenso keine Bindung für 11 weitere Domänen

(BKS, BTK, MIST, SH2A, SH2D4B, SHC4, SHIP2, SHP1_N, SHP1_NC, SHP2_C, TEC) gemessen werden, die ursprünglich nach der Überprüfung im far-Western als bindungsaktiv eingestuft worden waren.

Die Bindungsselektivität der im far-Western-Blot und Phosphopeptid-Bindungsassay validierten 67 Phosphotyrosin-abhängig bindenden SH2-Domänen unterscheidet sich erheblich, was in der Darstellung als *heatmap* nach hierarchischer Clusteranalyse deutlich wird (Abbildung 8). So zeigen z.b. die SH2-Domänen von CRK, CRKL, SHB, SHF und SHP1_C ein selektives Bindungsverhalten, da sie nur an ein einziges oder nur sehr wenige Phosphopeptide binden. Andere Domänen, wie z.b. die SH2-Domänen von BRK, GRAP, GRB2 oder der PI3-Kinasen, haben dagegen eine breite Bindungsselektivität für die hier eingesetzten Peptide.

Weitere Unterschiede ergeben sich durch die Bindungsstärke an das jeweilige Peptid. So bindet die SHF-SH2 sehr stark an nur ein Peptid (Abbildung 9A), wogegen andere hochselektive Domänen, wie PTK70 (Abbildung 9B), relativ schwach an definierte Peptide binden.

Bei den weniger selektiv bindenden Domänen gibt es ebenfalls Unterschiede in der Bindungsstärke. Die SH2-Domänen z.B. der PI3-Kinasen sowie der SRC-Kinasen BLK, BRK, FYN, LCK, LYN und YES zeigen eine sehr starke Bindung an mindestens 50 % der Peptide, wogegen z.B. die Domänen von FGR, FRK, GAP_N oder LNK deutlich schwächer an einen Großteil der Phosphopeptide binden (Abbildung 8, 9C und 9D).

Die durch das Bindungsverhalten mögliche Differenzierung mittels einer hierarchischen Clusteranalyse trennt funktionell eng verwandte von weniger stark verwandten Gruppen an SH2-Domänen eindeutig voneinander ab (Abbildung 8). Eine analoge Gruppierung ergibt die Analyse der Aminosäurestruktur (Abbildung 3).[9]

Die 67 rekombinant als Fusionsprotein exprimierten und als bindungsaktiv eingestuften SH2-Domänen können daher als Phosphotyrosin-abhängige und hochspezifische Sonden zur Untersuchung der ADP-induzierten Tyrosinphosphorylierung in Thrombozyten eingesetzt werden.

Ergebnisse

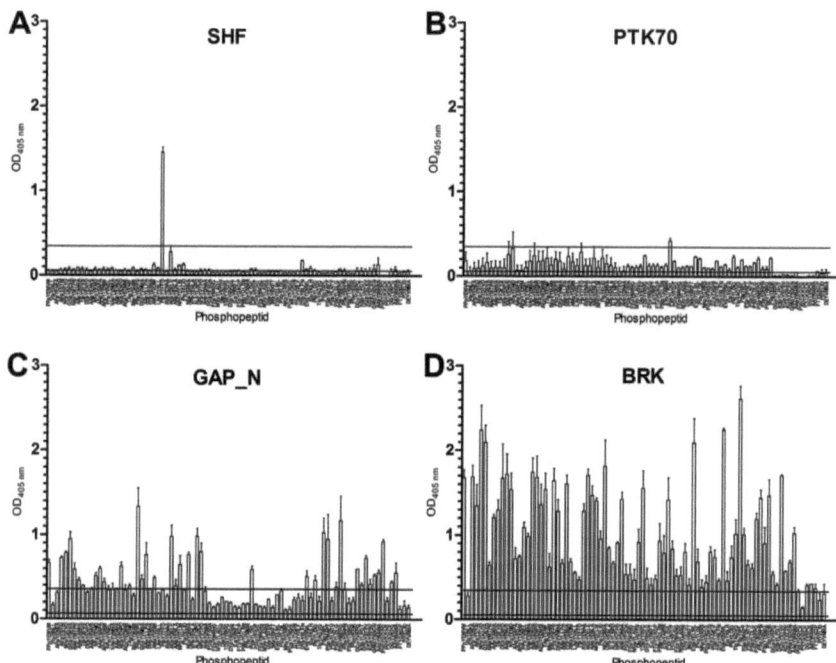

Abbildung 9: Exemplarische Darstellung verschiedener im Phosphopeptid-Bindungsassay ermittelter Bindungsverhalten von vier SH2-Domänen. (A) SHF ist eine hochselektive SH2-Domäne mit starker Bindung an ein einziges Phosphopeptid, wogegen (B) PTK70 nur sehr schwach an ein Peptid bindet. (C und D) Die SH2-Domänen von GAP_N und BRK sind dagegen weniger selektiv und unterscheiden sich aber in ihrer Bindungsstärke an die Peptide. Gezeigt ist der Mittelwert aus zwei unabhängigen Messungen, korrigiert um den Hintergrund des Substrats. Die Fehlerbalken zeigen die Spannweite der Messwerte an. Eingezeichnet ist außerdem die mittlere Bindung an unphosphorylierte Peptide über den gesamten Datensatz (untere Linie) sowie der *cut-off* für die Clusteranalyse (unphosphorylierter Hintergrund + 2σ, obere Linie).

Zusammenfassend standen nach der erfolgreichen Expression von 130 SH2-Domänenkonstrukten und der unabhängigen Aktivitätsbestimmung im far-Western-Blot auf Zelllysaten und im Phosphopeptid-Bindungsassay 67 bindungsaktive SH2-Domänen in ausreichender Menge für Untersuchungen der Tyrosinphosphorylierung in Thrombozyten zur Verfügung. Durch Vermessung der Bindung an 80 Phosphopeptide konnten schwer interpretierbare schwache Bindungen von SH2-Domäne und an die Kontrollzelllysate im far-Western-Blot revalidiert und inaktive Domänen für weiterführende Untersuchungen ausgeschlossen werden.

4.2. Untersuchung der Tyrosinphosphorylierung in Thrombozyten

Die Tyrosinphosphorylierung ist ein wesentlicher Bestandteil der Signaltransduktion in Thrombozyten und wird durch unterschiedliche Stimuli induziert.[32, 38] Phosphorylierte Proteine konnten identifiziert und ihre spezifische Funktion bei der Aggregation von Thrombozyten teilweise erfasst werden.[31, 34, 39] Mit Hilfe der rekombinant hergestellten und funktionell validierten SH2-Domänen wurde eine globale Untersuchung der Tyrosinphosphorylierung stimulierter Thrombozyten durchgeführt, um ADP-abhängige Effekte zu beschreiben.

4.2.1. Auswahl von SH2-Domänen zur Untersuchung von Thrombozyten

Für eine globale Analyse der ADP-vermittelten Tyrosinphosphorylierung in humanen Thrombozyten standen nach der Überprüfung der Bindungsaktivität 67 von 130 SH2-Domänenkonstrukten zur Verfügung.

Auf der Basis von globalen, massenspektrometrischen Proteomuntersuchungen und Expressionsanalysen (SAGE) von humanen Thrombozyten verfügen diese über 35 SH2-Domänen-tragende Proteine mit insgesamt 40 SH2-Domänen.[56]

SH2-Domänen, deren Anwesenheit in Thrombozyten ausschließlich in SAGE-Analysen nachgewiesen werden konnte, wurden ausgeschlossen. Von diesen 40 SH2-Domänen lagen nach bakterieller Expression 25 als aktive, Phosphotyrosin-abhängige Sonden vor (siehe Abbildung 10).

Da familiär hoch verwandte SH2-Domänen ein vergleichbares Bindungsverhalten zeigen (Abbildung 3 und 8), können sie als redundante Sonden angesehen werden, so das ein repräsentativer Vertreter aus einer solchen Familie das entsprechende Bindungsmuster vollständig beschreibt. Somit konnte die Anzahl an SH2-Domänen, die in Thrombozyten exprimiert sind und für eine Untersuchung herangezogen werden sollten, auf 22 reduziert werden.

Weiterhin konnten aufgrund der Ähnlichkeiten im Bindungsverhalten SH2-Domänen, die zwar im Plättchen identifiziert wurden, jedoch nicht in bindungsaktiver Form vorlagen, durch verwandte Domänen ersetzt werden. So wurden die SH2-Domänen der PLCγ2 durch die N-terminale SH2-Domäne der PLCγ1 ersetzt.

Schließlich wurden dieses Thrombozyten-spezifische Set um weitere SH2-Domänen, die sich durch eine hohe Spezifität (CRK, SHF, SOCS7, VAV2) oder eine hohe Bindungsstärke auszeichnen (ABL2, BRDG1, EAT2, SAP) erweitert. Diese ergänzenden Domänen wurden

Ergebnisse

in anderen Untersuchungen der Tyrosinphosphorylierung erfolgreich verwendet und erwiesen sich als äußerst informative Sonden (Nollau et al., Institut für Klinische Chemie, Universitätsklinikum Hamburg-Eppendorf, unveröffentlichte Beobachtungen) und wurden deshalb zusätzlich zur umfassenden Beschreibung der ADP-induzierten Tyrosinphosphorylierung in Thrombozyten genutzt.

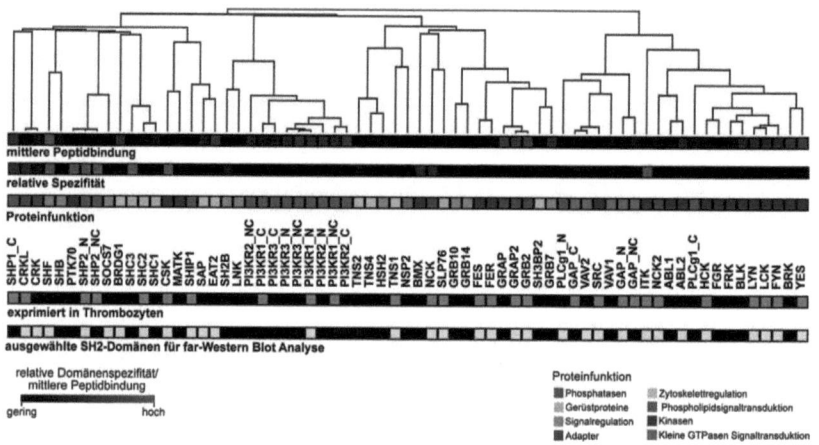

Abbildung 10: Übersicht über die bindungsaktiven SH2-Domänen, ihre biologische Funktion nach Huang et al.[17], ihre im Phosphopeptid-Bindungsassay ermittelte Bindungsstärke und Bindungsspezifität im Vergleich zu ihrer Expression in Thrombozyten. Die ausgewählten Domänen decken alle durch die Clusteranalyse (Abbildung 8) getrennten Familien ab und zeigen ein differentielles Bindungsverhalten in Bezug auf ihre Bindungsselektivität und Bindungsstärke. Die entsprechend zugehörigen Proteine decken darüber hinaus eine breite Palette an Proteinfunktionen ab. Die ausgewählten Domänen (gelb) sind repräsentativ für die Gesamtheit der SH2-Domänen in Thrombozyten (grün) und wurden ergänzt um zusätzlich ausgewählte Sonden. Die gezeigte relative Spezifität wurde aus der Anzahl der im Phosphopeptid-Bindungsassay gebundenen Peptide, dividiert durch die Gesamtzahl der Peptide errechnet. Die mittlere Peptidbindung wurde aus dem Mittel der absoluten Signalintensität aller gebundenen Peptide bestimmt.

Für die Untersuchung der ADP-abhängigen Tyrosinphosphorylierung in Thrombozyten wurden insgesamt 31 SH2-Domänen ausgewählt (Abbildung 10) Dies entspricht einem Viertel aller humanen SH2-Domänen und repräsentiert 60 % der in Thrombozyten bekannten SH2-Domänen.

4.2.2. Far-Western-Blot-Analyse ADP-stimulierter Thrombozyten

Für die globale Untersuchung der ADP-induzierten Tyrosinphosphorylierung in Thrombozyten wurden Lysate frisch aufgereinigter und ADP-stimulierter Thrombozyten von J. Geiger (Institut für Klinische Biochemie und Pathobiochemie, Universität Würzburg) zur Verfügung gestellt. Zur Bestimmung des basalen Phosphorylierungsgrades dienten Lysate unbehandelter Thrombozyten. Mit Hilfe der 31 ausgewählten SH2-Domänen wurden in einer ersten far-Western-Blot-Analyse 136 Phosphotyrosinsignale detektiert (Abbildung 11).

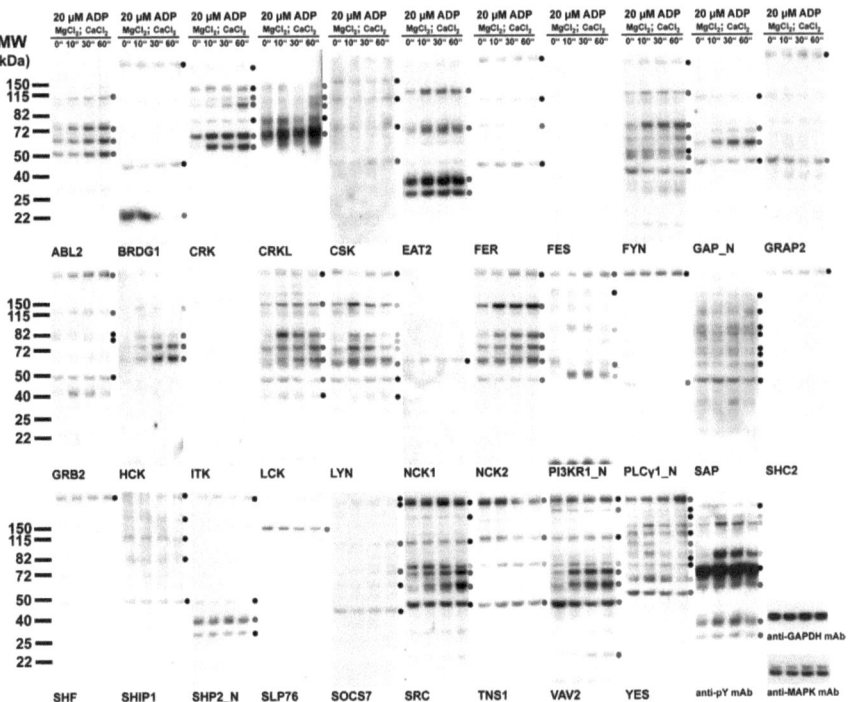

Abbildung 11: Zusammenfassung der far-Western-Blot-Analyse frisch aufgereinigter, ADP-stimulierter Thrombozyten mit 31 SH2-Domänen. Dazu wurden 15 µg Thrombozytenlysat mittels SDS-PAGE aufgetrennt, auf eine PVDF-Membran transferiert und schließlich mit 1 µg an Streptavidin komplexierter SH2-Domäne inkubiert. Insgesamt wurden 136 Phosphotyrosinsignale detektiert, wovon 73 ADP-abhängig sind. Beobachtet wurde eine kontinuierliche Zunahme der Phosphorylierung (roter Punkt), eine Zunahme, die bereits nach 10 sek ihr Maximum erreicht (orangener Punkt), eine Abnahme der Tyrosinphosphorylierung (grüner Punkt) und Proteine, die keine ADP-abhängige Veränderung der Tyrosinphosphorylierung zeigen (schwarzer Punkt). Der Western-Blot gegen Phosphotyrosin zeigt ebenfalls eine deutliche Zunahme der Phosphorylierung, anti-GAPDH und anti-MAPK dienten der Beladungskontrolle. Gezeigt ist eine Membran aus 3 unabhängigen Experimenten.

57 Proteine weisen dabei einen Anstieg der Tyrosinphosphorylierung auf, wovon bei 43 von ihnen die Tyrosinphosphorylierung über den gesamten beobachteten Zeitraum von 60 sek kontinuierlich zunimmt. Bei 14 Proteinen ist die maximale Phosphorylierung nach 10 sek erreicht und nimmt danach bereits wieder ab (Abbildung 11). Für 16 Proteine wurde eine Abnahme der Phosphorylierung beobachtet. 63 der 136 beobachteten Phosphorylierungen sind ADP-unabhängig und zeigen keine Veränderung über den Stimulationszeitraum. Zur Bestimmung der technischen Varianz wurden die detektierten Veränderungen der Tyrosinphosphorylierung exemplarisch für die drei Replikate von ABL2 und EAT2

densiometrisch erfasst. Diese betrug in dieser ersten Messreihe 15 % +/- 5 %, so dass alle Änderungen < 20 % als nicht-signifikant und unverändert gewertet wurden.
Die durch die SH2-Domänen erfassten Phosphorylierungsmuster sind dabei sehr heterogen und erstrecken sich über den gesamten Molekulargewichtsbereich der aufgetrennten Proteine. Mit Hilfe der SH2-Domänen lässt sich ein wesentlich detaillierteres Bild der Tyrosinphosphorylierung auflösen als mit dem ebenfalls verwendeten pan-spezifischen anti-Phosphotyrosin-Antikörper 4G10, der 8 regulierte Banden detektiert (Abbildung 11).

SH2-Domänen einer Familie ähneln sich in ihrem Bindungsverhalten, was insbesondere beim Vergleich der Muster für FYN, LCK, LYN, SRC und YES auffällt, die alle zur Familie der SRC-Kinasen gehören. Diese Sonden unterscheiden sich überwiegend in ihrer Intensität, mit der sie an die beobachteten, phosphorylierten Proteine binden. Dies bestätigt die beobachteten Bindungscharakteristika im Phosphopeptid-Bindungsassay. Mit den SH2-Domänen von FES und ITK konnten keine Signale detektiert werden.

Um die Robustheit und Reproduzierbarkeit der initialen far-Western-Blot-Analyse und ggf. die interindividuelle Varianz zu überprüfen, wurde eine erweiterte Untersuchung auf stimulierten Thrombozytenlysaten von fünf verschiedenen Spendern durchgeführt.
Von dieser Analyse ausgeschlossen wurden alle SH2-Domänen, die keine Signale in den ersten Experimenten gezeigt hatten und außerdem alle Domänen, die nur ADP-insensitive Signale detektierten (FES, ITK, NCK1, SAP, SHC2, SHF, SHIP1; Vergleich Abbildung 11).

Die verbliebenen 24 Sonden zeigen reproduzierbare Bindungsmuster auf den Stimulationsreihen aller fünf Probanden (Abbildung 12) und decken sich mit den Ergebnissen aus der initialen far-Western-Analyse mit 31 SH2-Domänen (Abbildung 11). Nach densiometrischer Auswertung und Umrechnung der Phosphorylierungsveränderung als Veränderung zum spezifischen Nullwert wurde eine mittlere Standardabweichung von 28 % +/- 8 % ermittelt. Diese beinhaltet nicht nur die technischen Schwankungen der Methode, sondern zusätzlich die interindividuelle Varianz zwischen den fünf unabhängigen Proben. Abbildung 13 zeigt die densiometrisch ermittelten Phosphorylierungsänderungen aller fünf Normalpersonen exemplarisch für Banden nach Detektion mit ABL2-SH2 und EAT2-SH2. Die erfassten ADP-induzierten Veränderungen der Tyrosinphosphorylierung sind für alle fünf Spender ähnlich und unterscheiden sich in Bezug auf unstimulierte Thrombozyten in ihrer Intensität der Phosphorylierungsänderung.

Ergebnisse

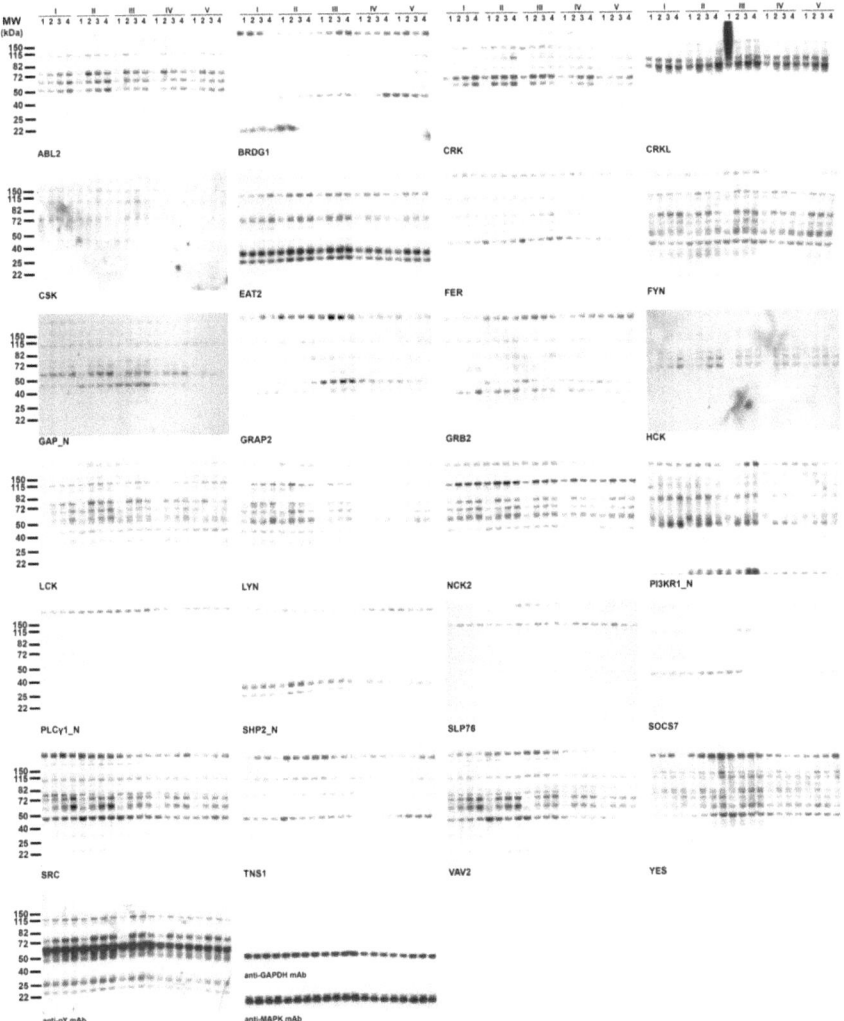

Abbildung 12: Far-Western-Blot-Analyse auf fünf unabhängigen ADP-Stimulationsreihen (20 µM ADP, $MgCl_2/CaCl_2$) (1: kein ADP; 2: 10 sek ADP; 3: 30 sek ADP; 4: 60 sek ADP) mit Thrombozyten fünf unterschiedlicher Normalpersonen (I-V). Aufgetrennt wurden 15 µg Thrombozytenlysat, auf PVDF-Membran transferiert und mit 1 µg komplexierter SH2-Domäne inkubiert. Alle 24 verwendeten SH2-Domänen detektieren größtenteils übereinstimmende Phosphotyrosinmuster für alle fünf Spender. Die Veränderung der Tyrosinphosphorylierung wurde außerdem mit dem Phosphotyrosin-spezifischen Antikörper (4G10) überprüft. Western-Blots mit anti-GAPDH und anti-MAPK dienten als Beladungskontrolle.

Ergebnisse

Zusammenfassend lassen sich Veränderungen der Tyrosinphosphorylierung in ADP-induzierten Thrombozyten reproduzierbar und spezifisch ab einer 1,5-fachen Intensitätszunahme oder -abnahme mittels far-Western-Blot nachweisen und semiquantitativ beschreiben.

Beim Vergleich der Phosphotyrosinmuster wird ebenfalls erneut die Redundanz zwischen verwandten SH2-Domänen sichtbar, da sie ein sehr ähnliches Profil an Phosphoproteinen abbilden und sich häufig nur in ihrer Bindungsstärke von einander unterscheiden.

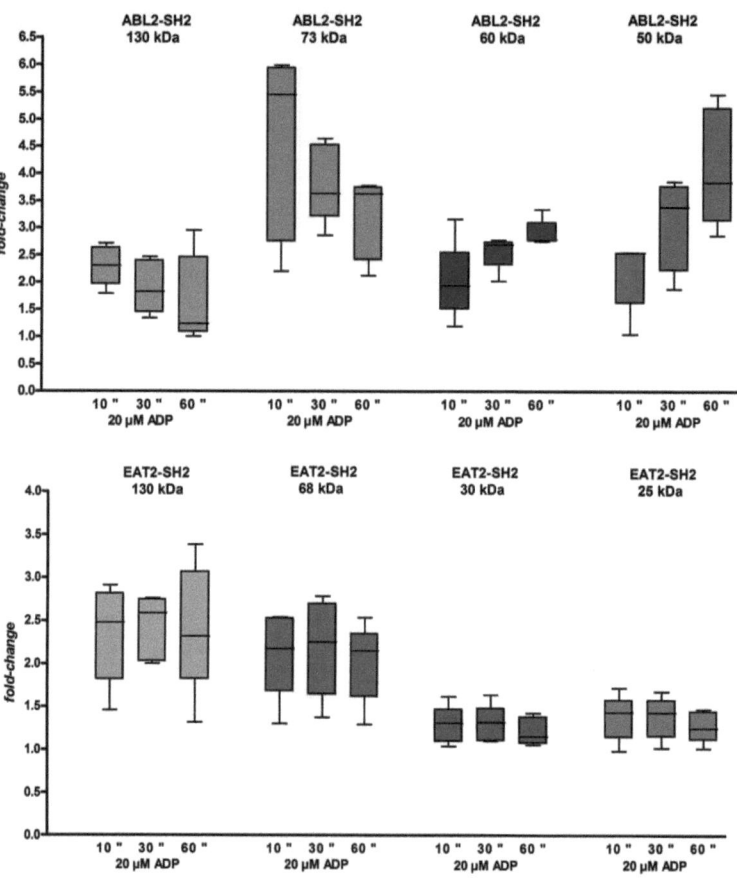

Abbildung 13: Exemplarische Boxplot-Übersicht über die densiometrisch ermittelten Veränderungen der Signalintesität aller beobachteter far-Western-Blot-Banden für die fünf Spender, die mit ABL2-SH2 und EAT2-SH2 detektiert wurden. Die beobachteten Phosphorylierungsveränderungen nach ADP-Stimulation sind für alle Spender ähnlich, zeigen jedoch Unterschiede in ihrer Intensität (Vergleich Abbildung 11 und 12). Signale ADP-stimulierter Thrombozyten je Spender wurden ins Verhältnis zu jeweiligen unstimulierten Kontrollen gesetzt. Die verwendete SH2-Domäne und das Molekulargewicht des Signals sind angegeben.

Für weiterführende far-Western-Blot-Analysen wurde die Anzahl der als Sonden eingesetzten SH2-Domänen reduziert. So wurden Sonden, die nur sehr schwache Signale detektieren, ausgeschlossen (BRDG1, CRKL, CSK, FER, GRAP2, HCK, PLCγ1_N, SOCS7, TNS1), da in diesen Fällen die Detektion von Phosphorylierungssignalen schwierig war und signifikante Intensitätsveränderungen nicht für alle Spender gezeigt werden konnten. Berücksichtig man die Phosphotyrosinprofile der verbleibenden 15 SH2-Domänen, die ADP-regulierte Proteine detektieren, so decken sie den gesamten Molekulargewichtsbereich mit einem Großteil der regulierten und interindividuell erfassbaren Banden ab (Abbildung 14). Die 15 SH2-Domänen verteilen sich in Bezug auf ihre Spezifität über das gesamte Spektrum der ermittelten Bindungscharakteristika (Abbildung 10).

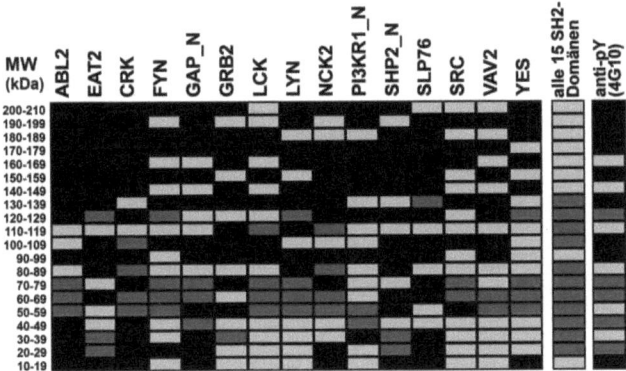

Abbildung 14: Farbcodierte Übersicht der Phosphotyrosinsignale für 15 ausgewählte SH2-Domänen im Vergleich zum Phosphotyrosin-spezifischen Antikörper 4G10. ADP-sensitive Proteinbanden (rot) und insensitive Banden (hellgrau) aus fünf far-Western-Blots wurden unabhängig von ihrer Phosphorylierungsänderung/-kinetik geplottet. Die beobachteten Signale erstrecken sich über den gesamten Molekulargewichtsbereich. Die ausgewählten 15 SH2-Domänen wurden für eine globale Beschreibung der ADP-induzierten Tyrosinphosphorylierung als repräsentativ angesehen.

4.2.3. Far-Western-Blot-Analyse inhibierter/co-stimulierter Thrombozyten

Die ADP-vermittelte Signaltransduktion in Thrombozyten wird über drei unabhängige Rezeptoren gesteuert. Die beiden Rezeptoren P_2Y_1 und P_2Y_{12} sind die Bindungsstellen für ADP selbst und initiieren Rezeptor-spezifische Signalkaskaden. Der Prostacyclinrezeptor für Prostaglandin I_2 kontrolliert einen cAMP-abhängigen, gegenregulatorischen Signalweg, der insbesondere die P_2Y_{12}-vermittelte Signalkaskade inhibiert.[27] So kann die ADP-induzierte Aggregation von Thrombozyten durch Stimulation des PGI_2-Rezeptors mit dem

Prostacyclinanalogon Iloprost inhibiert werden. Die beiden ADP-abhängigen Rezeptoren lassen sich ebenfalls durch spezifische Inhibitoren hemmen, wodurch die Aggregation von Thrombozyten beeinflusst wird. So bindet 2´-deoxy-N6-methyladenosine 3´,5´-bisphosphate Tetranatriumsalz (MRS) mit hoher Affinität an den P_2Y_1-Rezeptor und verhindert die nachgeschaltete Signaltransduktion, wogegen die N6-(2-methylthioethyl)-2-(3,3,3-trifluoropropylthio)-5´-adenylsäure (ARC, Handelsname Cangrelor) spezifisch den P_2Y_{12}-Rezeptor inhibiert.[57, 58] Durch die Kombination der einzelnen Substanzen mit ADP lässt sich die so induzierte Signaltransduktion in Thrombozyten detaillierter untersuchen, da Rezeptor-spezifische Aktivierungen von Tyrosin-phosphorylierten Proteinen erfasst werden.

Für die Analyse der Effekte von ARC, Iloprost und MRS auf die ADP-induzierte Tyrosinphosphorylierung wurde auf das zuvor ausgewählte repräsentative Set von 15 SH2-Domänen zurückgegriffen (Abbildung 14). Die entsprechend behandelten Thrombozytenlysate wurde von J. Geiger (Institut für Klinische Biochemie und Pathobiochemie, Universität Würzburg) zur Verfügung gestellt.

Abbildung 15 zeigt die densiometrische Auswertung dieser erweiterten far-Western-Analyse. So wurden für alle Kombinationen signifikante Veränderungen der Tyrosinphosphorylierung detektiert (Abbildung 12). Zur Kontrolle wurden erneut acht unabhängige ADP-Stimulationsreihen vermessen.

Die Inhibition des P_2Y_{12}-Rezeptors durch ARC und die Inhibition des P_2Y_1-Rezeptors durch MRS ruft eine deutliche Abnahme der ADP-induzierten Tyrosinphosphorylierung hervor (Abbildung 15 A). Die Behandlung mit MRS führt zu einer nahezu vollständigen Depletion der Phosphotyrosinsignale für alle detektierbaren Proteine. Die Vorinkubation von Thrombozyten mit ARC hat ebenfalls eine Abnahme der Tyrosinphosphorylierung zur Folge, entfaltet aber ihren größten Effekt erst bei längeren Stimulationszeiten mit ADP. Innerhalb der ersten 10 sek nach Stimulation mit ADP zeigt sich für die meisten der im SH2-Profil detektierten Banden ein Anstieg der Tyrosinphosphorylierung, ähnlich der reinen ADP-Stimulation. Erst danach nimmt die Tyrosinphosphorylierung für diese Proteine ab.

Die in den ersten Untersuchungen beobachtete ADP-vermittelte Tyrosinphosphorylierung in Thrombozyten wird sowohl durch den P_2Y_1, als auch durch den P_2Y_{12}-Rezeptor induziert, wobei beide Rezeptoren unterschiedliche Signalwege und Effektorproteine zeitlich verschieden kontrollieren, was sich im differenziellen Muster der far-Western-Blot-Analysen zeigt. Für eine vollständige Antwort im Sinne einer umfassenden Tyrosinphosphorylierung, induziert durch ADP, sind offenbar beide Rezeptoren verantwortlich.

Ergebnisse

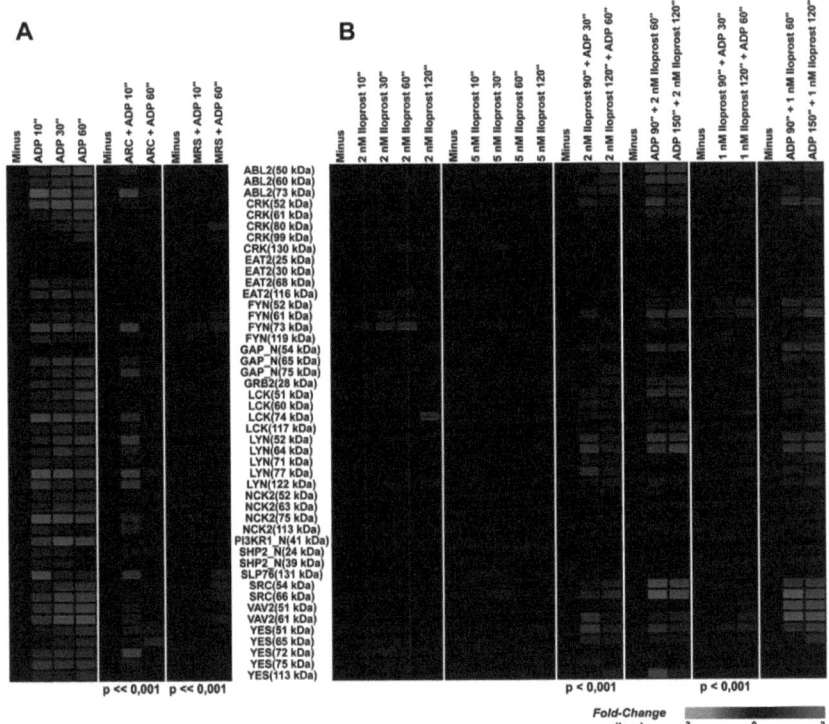

Abbildung 15: Farbcodierte Darstellung der im far-Western-Blot bestimmten Veränderung der Tyrosinphosphorylierung. Berücksichtigt wurden die über alle Experimente repdoduzierbaren Banden aus Abbildung 14. Die jeweilige SH2-Domäne und das korrespondierende Molekulargewicht der beobachteten Bande ist in kDa (in Klammern) angegeben. (A) Die Inhibition der zwei ADP-Rezeptoren führt zur Abnahme der Tyrosinphosphorylierung und unterliegt dabei verschiedenen zeitlichen Abläufen. (B) Die Stimulation des gegenregulatorischen Signalweges durch Iloprost nimmt keinen Einfluss auf die Tyrosinphosphorylierung. In Kombination mit einem ADP-Stimulus wird jedoch seine Wirkung deutlich, da die ADP-induzierte Tyrosinphosphorylierung langsamer zunimmt. ADP-stimulierte Thrombozyten zeigen eine Abnahme der Phosphorylierung nach zusätzlicher Stimulation mit Iloprost. Erneut wurden 15 µg Lysat aufgetrennt, auf PVDF-Membran transferiert und mit 1 µg SH2-Domäne inkubiert. Densiometrische Auswertungen dreier unabhängiger Analysen (ADP Zeitreihe: 8 Analysen) wurden auf ihren Basalwert normalisiert, gemittelt und die faktorierte Signaländerung logarithmiert und entsprechend der Legende farblich dargestellt. Die mittlere Standardabweichung dieser Analysen lag bei 33 % (+/- 6 %). Alle Signaländerungen größer 1,5-fach wurden dargestellt. Vergleichbare Werte wurden einem t-Test mit den korrespondierenden ADP-Stimulationsintensitäten unterzogen.

Die gezielte Stimulation des gegenregulatorischen Signalweges über den PGI_2-Rezeptor durch 2 Konzentrationen an Iloprost führt nur zu schwachen Phosphotyrosinsignalen bei einigen beobachteten Proteinen (Abbildung 15 B). Die Kombination dieser Stimulation mit ADP führt für beide untersuchten Konzentrationen an Iloprost zu einer Verminderung der Tyrosinphosphorylierung im SH2-Profil. Eine Abnahme der Signalintensität im Bezug auf den jeweiligen Basalwert wird ebenfalls bei ADP-stimulierten Thrombozyten beobachtet, die nachträglich mit Iloprost behandelt wurden. Die Iloprost-ausgelöste Inhibition der ADP-vermittelten Tyrosinphosphorylierung lässt sich also unabhängig davon, ob bereits ein ADP-

Stimulus erfolgt ist oder nicht, im SH2-Profil zeigen. Es wird außerdem deutlich, dass die Iloprost-angeregte Signalkaskade unabhängig ist und offenbar keinen wesentlichen Einfluss auf die ADP-vermittelte Tyrosinphosphorylierung nimmt.

Zusammenfassend kann gesagt werden, dass die ADP-induzierte Tyrosinphosphorylierung mit Hilfe von SH2-Domänen in einer far-Western-Blot-Analyse untersucht werden kann. Die beobachteten 136 ADP-sensitiven Phosphorylierungsereignisse unterliegen dabei verschiedenen Kinetiken und lassen sich unabhängig in verschiedenen Spendern reproduzieren.
Basierend auf den SH2-Profilen einer ersten Analyse und den bei der Charakterisierung gewonnen Informationen über die Bindungsspezifitäten konnte eine Anzahl an 15 SH2-Domänen als repräsentatives Set zur Beschreibung der Tyrosinphosphorylierung bestimmt werden. Mit Hilfe dieser Sonden konnten in einer erweiterten, mehrfach reproduzierten far-Western-Analyse 46 regulierte Proteine detektiert und die Veränderung der Tyrosinphosphorylierung semi-quantitativ erfasst werden. Durch die spezifische Inhibition der an der ADP-vermittelten Signalkaskade beteiligten Rezeptoren wurden Rezeptor-spezifische Phosphorylierungsmuster erfasst und es konnte gezeigt werden, dass die ADP-induzierte Tyrosinphosphorylierung in Thrombozyten durch alle drei untersuchten Rezeptoren unterschiedlich beeinflusst wird.

4.3. Massenspektrometrische Untersuchung ADP-stimulierter Thrombozyten

SH2-Domänen wurden bereits als Phosphotyrosin-spezifische Sonden erfolgreich in Pulldown-Experimenten eingesetzt. Die beschriebene Methodik sollte in Kombination mit einer massenspektrometrischen Proteincharakterisierung an ADP-stimulierten Thrombozyten angewendet werden, um Proteine zu identifizieren, die nach Aktivierung durch ADP phosphoryliert werden.[50]
Bereits bekannte Wechselwirkungen zwischen einer SH2-Domäne und einem phosphorylierten Protein in einem definierten System eignen sich zur Etablierung eines modifizierten Protokolls, welches anschließend auf die neue Anwendung in Thrombozyten übertragen werden kann. Die bereits etablierten Testsysteme für SH2-Domänen garantieren dabei die Qualität der Sonden.

4.3.1. Etablierung des SH2-Pulldowns an K562-Zellextrakten

Für die Etablierung eines modifizierten Pulldown-Protokolls wurde auf Lysate der Zelllinie K562 zurückgegriffen, die das Fusionsprotein BCR-ABL exprimiert. Die Wechselwirkung zwischen dem Phosphotyrosinrest Y177 mit der GRB2-SH2-Domäne ist bereits untersucht und beschrieben.[59]

Zur Etablierung eines Protokolls wurden 100 µg GRB2-SH2-Domäne mit verschiedenen Mengen K562-Lysat inkubiert, nachdem die Kopplung der Domäne an die als Trägermatrix dienende Streptavidin-Sepharose überprüft worden war (Daten nicht gezeigt). Eluierte Proteine wurden im Western-Blot auf das BCR-ABL-Fusionsprotein untersucht (Abbildung 16 A).
In allen Ansätzen konnte nach einem GRB2-SH2-Pulldown das BCR-ABL-Protein nachgewiesen werden. Mit steigender Lysatmenge im Pulldown nimmt das jeweilige Signal im Western-Blot zu. Ebenfalls positiv fiel der Nachweis des Fusionsproteins im far-Western-Blot mit der Pulldown-Sonde GRB2-SH2 aus. Hier konnte das Fusionsprotein im Präzipitationsansatz mit dem größten Input (2 mg) nachgewiesen werden.

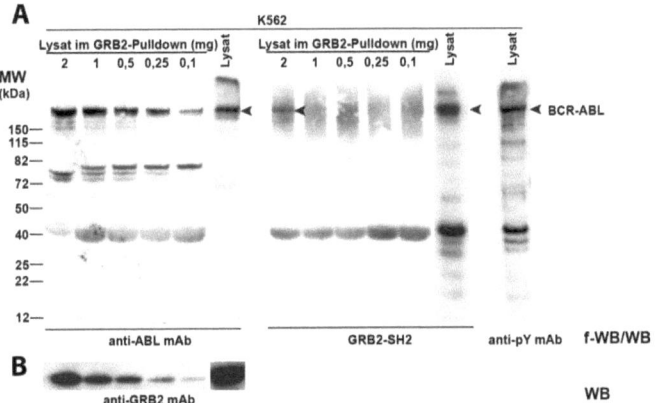

Abbildung 16: (A) Nachweis des BCR-ABL-Fusionsproteins nach verschiedenen Pulldowns mit der GRB2-SH2-Domäne. 100 µg immobilisierte SH2-Domäne wurden mit verschiedenen Mengen an K562-Lysat inkubiert, die Matrix gewaschen und gebundene Proteine durch Erhitzen eluiert, via SDS-PAGE aufgetrennt, auf PVDF-Membran transferiert und BCR-ABL nachgewiesen. Im Immunoblot mit einem ABL-spezifischen Antikörper lässt sich das Fusionsprotein in allen Proben nachweisen. Im far-Western-Blot mit GRB2 als Sonde lässt sich das BCR-ABL Protein im 2 mg Ansatz nachweisen (Pfeil). Die Phosphorylierung und Anwesenheit des BCR-ABL-Proteins wurde mit einem Phosphotyrosin-spezifischen Antikörper bzw. mit einem ABL-Antikörper nachgewiesen. (B) Abreicherung des GRB2-Proteins aus Thrombozyten. Die Abreicherung des intrazellulären GRB2-Proteins konnte mit einem GRB2-spezifischen Antikörper nach SDS-PAGE und Transfer überprüft werden. In allen Ansätzen (Expositionszeit 1 min) ist eine Abnahme des intrazellulären GRB2-Proteins im Vergleich zum unbehandelten Gesamtzellextrakt (Expositionszeit 10 sek) nachweisbar. Gezeigt ist eine repräsentative Membran aus drei unabhängigen Pulldown-Experimenten.

Die Abreicherung von Proteinen, die nicht an die GRB2-SH2 Domäne binden, wurde durch den Nachweis des intrazellulären GRB2-Proteins in den Ansätzen überprüft. Die Abreicherung, die densiometrisch auf Basis der Western-Blot-Signale ermittelt werden konnte, betrug > 97 % für alle gewählten Mengen und unterstreicht die relative Anreicherung Tyrosin-phosphorylierter Proteine durch den SH2-Domänen Pulldown (Abbildung 16 B).

Das etablierte Protokoll eignet sich somit zur Untersuchung Phosphotyrosin-abhängiger Wechselwirkungen zwischen der als Sonde eingesetzten SH2-Domäne und den zu identifizierenden Proteinen und wurde auf ADP-stimulierte Thrombozyten übertragen.

4.3.2. Stimulation von Thrombozytenkonzentraten

Da die verfügbaren Mengen an frisch präparierten Thrombozytenlysaten nicht für umfassende SH2-Pulldown-Analysen verfügbar waren, wurde auf Thrombozytenkonzentrate zurückgegriffen (zur Verfügung gestellt vom Institut für Transfusionsmedizin, Universitätsklinikum Hamburg-Eppendorf).
Die aufgereinigten Thrombozytenkonzentrate sind nach Lagerung und Freigabe für eine außerklinische Verwendung bereits vier Tage alt und mögliche Änderungen im Aggregationsverhalten sowie in Bezug auf das Proteom sind beschrieben worden.[60, 61]
Deshalb wurde in einer exemplarischen far-Western-Blot-Analyse mit vier SH2-Domänen überprüft, ob sich aufgereinigte Thrombozyten aus den gelagerten Konzentraten spezifisch mit ADP stimulieren lassen und sich ein identisches SH2-Profil, wie bei Thrombozyten aus frischen Blutproben, zeigt.

Abbildung 17 A zeigt die im far-Western-Blot mit vier SH2-Domänen nachgewiesene, erhöhte Tyrosinphosphorylierung in ADP-stimulierten Thrombozyten, die aus Konzentraten aufgereinigt wurden. Das beobachtete Bandenmuster ist dem von Thrombozyten, die aus frischen Blutproben aufgereinigt wurden, nahezu identisch jedoch werden einige Banden beobachtet, die deutlicher schwächer reguliert erscheinen oder in einigen Fällen sogar zusätzlich auftreten. Die bei der globalen far-Western-Blot-Analyse detektierten, ADP-sensitiven Signale sind allerdings in den Lysaten aus Konzentraten nahezu unverändert nachweisbar und zeigen die ihnen typische Zu- oder Abnahme der Signalintensität (Vergleich Abbildung 12 und 13). Zusätzlich wurde die ADP-abhängige Induktion der Tyrosinphosphorylierung und die Aktivierung der SRC-Kinasen im Immunoblot überprüft (Abbildung 17 B).

Ergebnisse

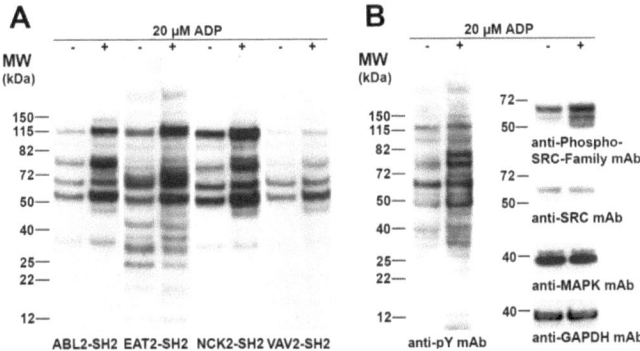

Abbildung 17: Nachweis der Tyrosinphosphorylierung nach ADP-Stimulation von Thrombozyten, aufgereinigt aus Konzentraten. (A) Thrombozyten aus Konzentraten wurden gewaschen und mit 20 µM ADP stimuliert, lysiert und das Lysat durch eine SDS-PAGE aufgetrennt und auf PVDF-Membran transferiert. Der Nachweis der verstärkten Tyrosinphosphorylierung erfolgte exemplarisch mit 4 SH2-Domänen im far-Western-Blot. Unstimulierte Thrombozyten dienten als Negativkontrolle. (B) Die Tyrosinphosphorylierung wurde zusätzlich mit dem Phosphotyrosin-spezifischen Antikörper 4G10 überprüft. Außerdem wurde die erhöhte Aktivität der SRC-Kinasen in den stimulierten Thrombozyten nachgewiesen. Anti-GAPDH und anti-MAPK dienten der Beladungskontrolle.

Zusammenfassend kann festgestellt werden, dass die aus Konzentraten aufgereinigten Thrombozyten sich spezifisch mit ADP stimulieren lassen und sie ein vergleichbares Phosphorylierungsmuster aufweisen. Die aus einem Konzentrat gewonnene Menge an Thrombozytenlysat (durchschnittlich 150 mg je Konzentrat) reicht für umfassende SH2-Pulldown-Experimente aus, so dass eine Übertragung des modifizierten Pulldown-Protokolls auf ADP-stimulierte Thrombozytenlysate erfolgen kann.

4.3.3. Überprüfung der Spezifität und der Elutionsbedinungen

Das auf K562-Zelllysaten etablierte SH2-Domänen-Pulldown-Protokoll wurde auf Thrombozytenlysate aus Konzentraten übertragen, um Tyrosin-phosphorylierte Proteine zu identifizieren.

Zuerst wurde die Spezifität der SH2-Domänen in Pulldown-Experimenten exemplarisch für die SH2-Domänen von ABL2 und EAT2 überprüft. Abbildung 18 zeigt die Silber-gefärbten Eluate im Vergleich zum vollständigen Thrombozytenlysat. Ein Großteil der Proteine ist in den Eluaten abgereichert und die beiden Pulldowns unterscheiden sich in mehreren Banden, was auf SH2-Domänen-spezifische Wechselwirkung mit phosphorylierten Proteinen schließen lässt, so dass domänenspezifische Wechselwirkungen mit verschiedenen Proteinen erfasst werden können. Dies deckt sich mit den Daten aus den far-Western-Blot-

Analysen, in denen beide SH2-Domänen ein hochdifferenzielles Bandenmuster zeigen, das sich aus ihrer unterschiedlichen Spezifität ableiten lässt (Vergleich Abbildung 8 und 12).

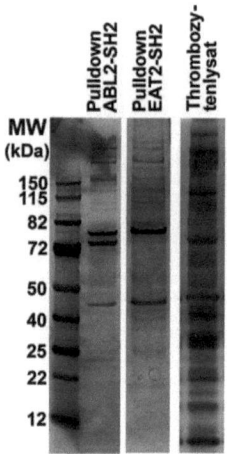

Abbildung 18: Exemplarische Überprüfung der Spezifität des SH2-Pulldowns aus Thrombozyten. Die gebundenen Proteine an die SH2-Domänen von ABL2 und EAT2 wurden mit Laemmli-Puffer eluiert, mittels SDS-PAGE aufgetrennt und das Gel mit Silber gefärbt. Die beiden Pulldowns weisen insbesondere im Molekulargewichtsbereich > 50 kDa unterschiedliche Banden auf. Bei der prominenten Bande um 45 kDa handelt es sich um die eingesetzte Sonde.

In den weiterführenden Analysen wurden spezifische Mutanten der SH2-Domänen mit reduzierter Bindungsaffinität für Phosphotyrosin als Hintergrundkontrolle verwendet (bereitgestellt von der AG Nollau, Institut für Klinische Chemie, Universitätsklinikum Hamburg-Eppendorf). Durch die Mutation eines spezifischen Argininrestes in der Phosphotyrosin-Bindungstasche wird die elektrostatische Wechselwirkung mit dem Phosphotyrosinrest verhindert. Diese mutierten Domänen binden Phosphotyrosin-unabhängig an Proteine.[18] Die hergestellten Mutanten wurden im far-Western-Blot auf N54- und Pervanadat-stimulierten HepG2-Zelllysaten und im Phosphopeptid-Bindungsassay überprüft und wiesen eine um 95 % reduzierte Bindung auf (Malte Klüssendorf, Institut für Klinische Chemie, Universitätsklinikum Hamburg-Eppendorf, unveröffentlichte Daten).

Der Nachweis der spezifischen Wechselwirkung mit phosphorylierten Proteinen konnte im SH2-Pulldown für die Wildtyp-SH2-Domänen, jedoch nicht für die Mutante im Immunoblot, mit einem Phosphotyrosin-spezifischen Antikörper eindeutig erbracht werden (Abbildung 19). Ausschließlich für die Wildtyp-SH2-Domäne von ABL2 sind Tyrosin-phosphorylierte Proteine nachweisbar.

Dies trifft ebenfalls für eine weiterführende Elutionsmethode mit 0,2 M Glycin zu. Grund für die veränderte Elutionsmethode war, dass die denaturierende Elution in Laemmli-Puffer, wie sie vor den Western-Blot Nachweisen erfolgte, nicht für massenspektrometrische Untersuchungen geeignet ist. Glycin erwies sich in Vorversuchen als Elutionsmittel der Wahl (Daten nicht gezeigt). Auch hier sind eindeutige Phosphotyrosinsignale im Immunoblot ausschließlich für die Wildtyp-SH2-Domäne nachweisbar, wenn auch deutlich schwächer als nach Elution mit Laemmli-Puffer.

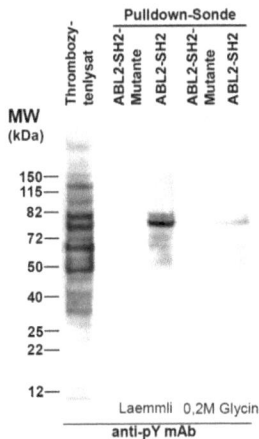

Abbildung 19: Nachweis Tyrosin-phosphorylierter Proteine nach SH2-Pulldown aus Thrombozytenlysaten und Elution mit Laemmli-Puffer bzw. Glycin. An SH2-Domänen im Pulldown gebundene Proteine wurden eluiert, durch eine SDS-PAGE aufgetrennt, auf eine PVDF-Membran transferiert und diese mit einem Phosphotyrosin-spezifischen Antikörper behandelt. Deutliche Signale sind für beide Elutionsbedingungen nur für die Wildtyp-SH2-Domäne sichtbar, jedoch nicht für die Phosphotyrosin-unabhängige Mutante. Die Elution mit Glycin ist nicht so effektiv im Vergleich zur Elution mit Laemmli-Puffer. Gezeigt ist ein repräsentatives Ergebnis aus zwei unabhängigen Pulldown-Experimenten.

Nach Übertragung des Pulldown-Protokolls auf Thrombozyten und Einführen einer Phosphotyrosin-unabhängigen Hintergrundkontrolle in Form von SH2-Bindungsmutanten, wurden Phosphoproteine mit zwei verschiedenen Elutionen nach dem Pulldown nachgewiesen. Nach Anpassen der Elutionsbedingungen ist eine Probenaufbereitung mit tryptischem Verdau und Peptidauftrennung mittels HPLC zur massenspektrometrischen Proteinidentifizierung möglich. Das so modifizierte Protokoll eignet sich zur Identifizierung von Phosphoproteinen aus Thrombozyten mittels Massenspektrometrie.

4.3.4. SH2-Pulldown aus ADP-stimulierten Thrombozyten

Die Identifizierung von Proteinen mit ADP-abhängiger Tyrosinphosphorylierung in Thrombozyten erfolgte mit den SH2-Domänen ABL2, EAT2, GRB2, NCK2 und VAV2. Diese fünf SH2-Domänen weisen einerseits eine sehr unterschiedliche Selektivität und andererseits eine hohe Bindungsstärke auf (Abbildung 8, 10 und 12). GRB2 wurde darüber hinaus schon erfolgreich als Sonde in Pulldown-Experimenten eingesetzt.[50]

Es wurden drei unabhängige Pulldowns je Wildtyp-SH2-Domäne und zwei unabhängige Experimente je Mutante durchgeführt. Gebundene Proteine wurden anschließend massenspektrometrisch identifiziert. Die Aufarbeitung der Eluate und die Proteinidentifizierung mittels Massenspektrometrie erfolgte am Leibniz Institut für Analytische Wissenschaften (ISAS e.V.) in Dortmund durch Florian Beck, Dr. René Zahedi und Prof. Albert Sickmann.

In den 25 SH2-Pulldown-Experimenten wurden insgesamt 285 unterschiedliche Proteine identifiziert, die sich heterogen über alle SH2-Domänen verteilen (Abbildung 20 und Proteinliste mit Identifizierungen je Experiment im Anhang). Die Erkennung gleicher Proteine durch verschiedene SH2-Domänen lag bei rund 30 %. Durchschnittlich konnten je Experiment und Wildtyp-SH2-Domäne 60 Proteine identifiziert werden, die Mutanten banden durchschnittlich 35 Proteine je Pulldown. Damit wurden deutlich mehr Proteine je Domäne nachgewiesen, als nach den far-Western-Analysen zu erwarten wäre. Dort wurden durchschnittlich 10 Proteine je SH2-Domäne erkannt.

Identifiziert wurden sehr viele Proteine des Zytoskeletts und zugehörige Adapterproteine, einige Oberflächenrezeptoren sowie weitere lösliche und sezernierte Proteine. Auffällig ist, dass der Anteil an identifizierten Kinasen und Phosphatasen gering ist und auch sehr wenige weitere enzymatisch aktive Proteine nachgewiesen werden konnten (Proteinliste im Anhang).

Beim Vergleich der Proteinidentifizierungen aus den 10 SH2-Mutanten-Pulldowns zeigte sich, dass jede Mutante unterschiedliche Proteine bindet. Nur rund 25 % dieser Proteine konnte mit allen Mutanten nachgewiesen werden. Damit ist eine SH2-Domänen-spezifische Hintergrundkorrektur mit der jeweiligen Mutante für jede Wildtyp-SH2-Domäne notwendig, da sich kein allgemeiner, reproduzierbarer Hintergrund ableiten lässt.

Insgesamt wurden acht Peptide massenspektrometrisch nachgewiesen, die einen Phosphotyrosinrest aufwiesen und die acht verschiedenen Proteinen zugeordnet werden konnten. Für diese 8 Proteine ist damit eine Tyrosinphosphorylierung direkt nachgewiesen.

Ergebnisse

Außerdem wurden weitere Modifikationen in Form von Serin- oder Threoninphosphorylierung gefunden, die die Aktivität anderer Signalwege über Serin-/Threoninkinasen anzeigen.

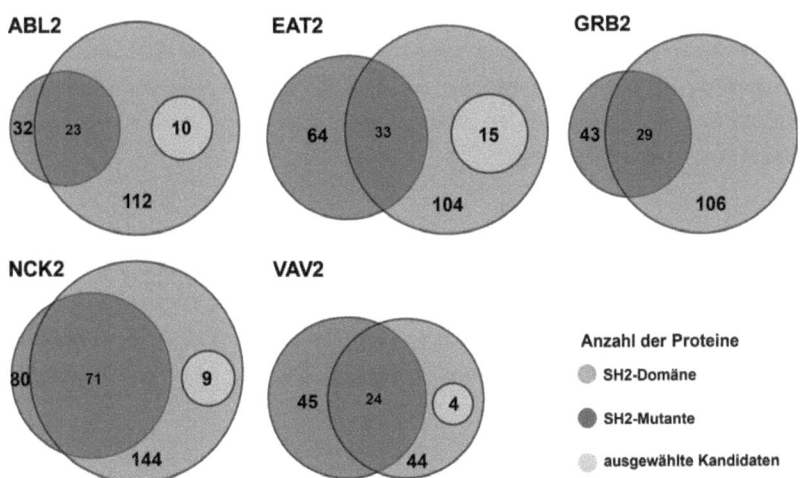

Abbildung 20: Grafische Darstellung der SH2-Domänen-spezifisch identifizierten Proteine und der Anzahl der zur Validierung ausgewählten Proteine. Wildtyp (rot) und mutierte (blau) SH2-Domänen weisen eine Überlappung von bis zu 50 % auf. Diese Identifizierungen sind auf unspezifische Wechselwirkungen zurückzuführen und wurden um Domänenproteinset korrigiert. Nach weiterer Differenzierung der verbleibenden Proteine in Bezug auf den Grad der Identifizierung wurden 4 bis 15 Kandidaten (10-20 % der verbleibenden Proteine) je SH2-Domäne zur Validierung ausgewählt (gelb).

Zusammenfassend kann festgestellt werden, dass die Übertragung eines modifizierten Pulldown-Protokolls nach Etablierung in einem definierten System in Form der Zelllinie K562 erfolgreich auf Thrombozyten übertragen werden konnte. Die für eine umfassende Untersuchung der Tyrosinphosphorylierung durch SH2-Pulldown notwendige Menge an Thrombozytenlysat kann aus stimulierten Thrombozytenkonzentraten hergestellt werden. Exemplarisch wurde die Anwesenheit von Phosphoproteinen nach einem SH2-Pulldown im Western-Blot überprüft und zusätzlich eine Phosphotyrosin-unabhängige Hintergrundkontrolle in Form mutierter SH2-Domänen eingeführt und nachgewiesen.

Nach Auswahl eines repräsentativen Sets an SH2-Domänen und Überprüfung des vollständigen Protokolls konnten erfolgreiche Pulldown-Experimente mit 5 SH2-Domänen durchgeführt werden. Für die Bestimmung des Hintergrundes in Form unspezifisch gebundener Proteine wurde die jeweilige Phosphotyrosin-unabhängige Mutante verwendet. Mit den fünf ausgewählten SH2-Domänen und den SH2-Bindungsmutanten konnten 285 Proteine identifiziert werden.

4.4. Validierung der durch SH2-Pulldown identifizierten Proteine

Die Gesamtheit von 285 durch SH2-Pulldown und Massenspektrometrie identifizierten Proteinen deckt eine breite biologische Funktionalität ab und ist an verschiedensten zellulären Prozessen beteiligt. Die globale Betrachtung solcher umfassenden Proteinlisten ist durch weiterführende biochemische Experimente sehr aufwendig. Eine experimentelle Untersuchung ist aber notwendig, um die biologische Bedeutung dieser Proteine in Thrombozyten zu zeigen, denn die alleinige Anwesenheit eines Proteins erlaubt keinen Rückschluss auf die Funktionalität.[47, 62]

Durch Anlegen von Qualitätskriterien an die identifizierten Proteine je SH2-Domäne wurden die Proteinlisten sortiert und so anschließend Proteine ausgewählt, die umfassend biochemisch validiert werden konnten, um deren Bedeutung für die Tyrosinphosphorylierung in Thrombozyten nachzuweisen. Außerdem kann nur über proteinchemische Nachweise eine direkte Zuordnung von Proteinen zu Signalen aus den far-Western-Blot-Analysen erfolgen.

4.4.1. Auswahl von Kandidatenproteinen

Da die SH2-Domänen-Mutanten unterschiedliche Proteine erkennen und damit eine SH2-Domänen-spezifische Hintergrundkorrektur notwendig war, wurden folgende Rang-Kriterien an die je SH2-Domäne identifizierten Proteine angelegt: Rangposition eins erhielten die Proteine, bei denen direkt eine Tyrosinphosphorylierung nachgewiesen werden konnte. Rangposition zwei erhielten die Proteine, die in allen drei Experimenten mit den Wildtyp-SH2-Domänen gefunden wurden. Rang drei wurde allen Proteinen zugeordnet, die in zwei unabhängigen Experimente mit jeweils mindestens drei verschiedenen Peptiden identifiziert wurden. Rangposition vier wurde an alle Proteine vergeben, die die vorher genannten Kriterien nicht erfüllen und Rang 5 waren alle Proteine, die in den zwei Pulldown-Experimenten mit der jeweiligen mutierten SH2-Domäne identifiziert wurden.
Anschließend wurden die SH2-Domänen-spezifischen Listen nach Rängen sortiert und die Ränge 4 und 5 ausgeschlossen. Ebenso wurden alle mitochondrialen Proteine, Keratinkontaminationen, Sondenproteine und sezernierte Proteine manuell aussortiert (Proteinliste im Anhang). Die Proteine der Ränge 1-3 wurden je Domäne als Kandidaten ausgewählt, die einer weiterführenden Validierung unterzogen wurden (Tabelle 5).

Abbildung 20 zeigt die Verteilung und die Anzahl der je SH2-Domäne und Mutante identifizierten Proteine sowie die Menge der nach Rangfolgensortierung extrahierten und für eine Validierung ausgewählten Kandidaten. Die Anzahl der identifizierten Proteine je SH2-Domäne schwankt von 44 bis 144, für die Mutanten von 32 bis 80.
Für die Domänen ABL2, EAT2, NCK2 und VAV2 wurden Kandidaten anhand der angelegten Qualitätskriterien ausgewählt, wogegen für GRB2 kein identifiziertes Protein die Kriterien erfüllte.

Zwischen den je SH2-Domäne ausgewählten Kandidaten gab es darüber hinaus noch Überschneidungen, da einige Proteine, wie FYB und SKAP2 von drei unterschiedlichen SH2-Domänen erkannt wurden. Weitere Kandidaten, wie Protein G6b, CD84, PECAM1, PTPN18 und TGFβ1i1, wurden von zwei unabhängigen Sonden gebunden. Damit ergaben sich insgesamt 28 Kandidatenproteine, die mit ihrer entsprechenden Sonde, des identifizierten Phosphotyrosinrestes, ihrer *Uniprot-ID* und den Daten zu publizierten *knock out*-Mäusen in Tabelle 5 zusammengefasst sind und denen insgesamt 37 identifizierte SH2-Domänen-Protein-Wechselwirkungen zugrunde liegen.

Alle ausgewählten Proteine sind bereits im Proteom der Thrombozyten identifiziert worden (René Zahedi, Leibniz Institut für analytische Wissenschaften, ISAS e.V., Dortmund; unveröffentlichte Daten) und ein statistischer Vergleich der *gene ontology*-Annotation der ausgewählten Kandidaten mit dem Gesamtproteom von Thrombozyten zeigt eine Anreicherung von Annotationen, die in den Bereich der Umordnung des Zytoskeletts und der Freisetzung weiterer Signalmoleküle fallen und teilweise Thrombozyten-spezifisch sind (Tabelle 6).
Diese Prozesse sind in Bezug auf die ADP-Stimulation partiell für die Proteine beschrieben. So erfährt ein Thrombozyt eine vollständige morphologische Veränderung durch die Ausbildung von Pseudopodien, vermittelt durch eine Veränderung des Zytoskeletts, die nach Verschaltung verschiedener Signale in der Aggregation mündet.[29, 41, 52]

Die für weiterführende Untersuchungen ausgewählten Proteine wurden schon teilweise in Thrombozyten untersucht und eine Funktion bei der Aggregation nachgewiesen. So zeigen die *knock out*-Mäuse für 20 % der Kandidaten einen Blutungsphänotyp (Tabelle 5).[63-79]

Die durch das Anlegen verschiedener Qualitätskriterien aus den umfangreichen Proteinidentifizierungen nach SH2-Pulldown und massenspektrometrischer Untersuchung extrahierten Kandidaten, spielen teilweise eine wesentliche Rolle bei der Thrombozytenaggregation.

Tabelle 5: Übersicht über die nach Rangordnung ausgewählten Proteine für die weiterführende Validierung der massenspektrometrischen Ergebnisse. Aufgelistet sind der Proteinname mit der entsprechenden *Uniprot-ID*, der identifizierte Phosphotyrosinrest, die verwendete Sonde und die Angaben zum Phänotyp (+ = Blutungsphänotyp, - = kein Blutungsphänotyp) beschriebener *knock out*-Mäuse. x = nicht beschriebene *knock out*-Mäuse/Phänotypen.

Uniprot-ID	Protein	pY-site	Sonde	knock out-Maus	Phänotyp
Q8IZP0	Abl interactor 1		VAV2	Ring, 2010[69]	lethal
P12814	α-Actinin-1		EAT2	x	x
O43707	α-Actinin-4		NCK2	Kos, 2003[71]	-
Q9UIB8	SLAM family member 5	Y296	EAT2 ABL2	x	x
Q14247	Src substrate cortactin		ABL2	Zhan, 2009[79]	-
Q9UN19	Dual adapter for phosphotyrosine and 3-phosphotyrosine and 3-phosphoinositide	Y139	EAT2	Fournier, 2003[76]	-
Q9UBS4	DnaJ homolog subfamily B member 11		NCK2	x	x
P02751	Fibronectin		NCK2	George, 1993[73]	lethal
O15117	FYN-binding protein		EAT2 ABL2 NCK2	Peterson, 2001[67]	+
O95866	Protein G6b	Y237 Y237	EAT2 ABL2	x	x
P02774	Vitamin D-binding protein		EAT2	Safadi, 1999[78]	-
P06396	Gelsolin		ABL2	Witke, 1995[64]	+
P08107	Heat shock 70 kDa protein 1A/1B		NCK2	Huang, 2001[74]	-
P11142	Heat shock cognate 71 kDa protein		EAT2	Daugaard, 2007[68]	lethal
Q13418	Integrin-linked protein kinase		EAT2	Sakai, 2003[66]	lethal
Q92835	Phosphatidylinositol-3,4,5-trisphosphate 5-phosphatase 1	Y865	EAT2	Helgason, 1998[65]	+
Q14847	LIM and SH3 domain protein 1		EAT2	Elke Butt, Institut für Klinische Biochemie, Universität Würzburg (unveröffentlichte Daten)	+
P48059	LIM and senescent cell antigen-like-containing domain protein 1		NCK2	Li, 2005[72]	lethal
Q6ZNQ3	Leucine-rich repeat-containing protein 69	Y276	ABL2	x	-
O43639	Cytoplasmic protein NCK2	Y110	VAV2	Hehlgans, 2007[70]	-
Q15084	Protein disulfide-isomerase A6		NCK2	x	x
P16284	Platelet endothelial cell adhesion molecule		EAT2 ABL2	Mahooti, 2000[63]	-
P08567	Pleckstrin		NCK2	Lian, 2009[75]	+
Q99952	Tyrosine-protein phosphatase non-receptor type 18	Y389	EAT2 ABL2	Deltagen Inc. San Mateo, CA, USA	x
Q15404	Ras suppressor protein 1		ABL2	x	x
O75563	Src kinase-associated phosphoprotein 2		EAT2 NCK2 ABL2	x	x
O43294	Transforming growth factor β-1-induced transcript 1 protein	Y60	EAT2 VAV2	x	x
Q15942	Zyxin		EAT2	Hoffmann, 2003[77]	-

Tabelle 6: Liste der signifikant (p<0,001) angereicherten *gene ontology* (GO)-Annotationen im Set der ausgewählten Proteine. GO-Kategorien: C = zelluläre Lokalisation, B = biologische Funktion, M = molekulare Funktion.

gene ontology (GO)-Annotation	GO-Kategorie	p-Wert
focal adhesion	C	1,78E-05
cell-substrate adherens junction	C	2,00E-05
platelet degranulation	B	1,26E-04
pseudopodium	C	1,86E-04
cell-substrate junction	C	2,76E-04
stress fiber	C	4,13E-04
platelet alpha granule	C	4,68E-04
actomyosin	C	4,84E-04
adherens junction	C	5,53E-04
actin filament bundle	C	5,61E-04
phosphatidylinositol-3,4-bisphosphate binder	M	6,14E-04
cytoskeletal protein binding	M	7,67E-04

4.4.2. Nachweis der Kandidaten mittels Western-Blot in Thrombozyten

Die Validierung der ausgewählten Proteine der massenspektrometrischen Proteinidentifizierung erfolgte mit Hilfe Antikörper-basierter Methoden. Zur Überprüfung der Spezifität von Antikörpern gegen die ausgewählten Proteine wurde die entsprechende cDNA mit C-terminaler *Myc*-Markierung kloniert oder kommerziell erworben. Die durch Sequenzvergleich überprüften Konstrukte wurden in HEK293-Zellen transfiziert und nach Kultivierung Zelllysate hergestellt, in dem das rekombinante Protein exprimiert wird.

Durch den Vergleich des Signals des spezifischen Antikörpers im Western-Blot mit dem Signal eines anti-*Myc*-Antikörpers konnte gezeigt werden, wie spezifisch der Antikörper für das zu untersuchende Protein ist, wenn beide Signale ein identisches Molekulargewicht aufwiesen.

Der erste Schritt der Validierung der Ergebnisse aus den massenspektrometrischen Identifizierungen war der Nachweis des Proteins in Thrombozytenlysaten mittels Immunoblot. Die vorher hergestellten Lysate der mit den Kandidatenproteinen transient transfizierten HEK293-Zellen dienten als Positivkontrollen bei dieser Analyse (Abbildung 21).

Für 27 von 28 Kandidatenproteine konnte ein im Western-Blot funktioneller Antikörper gefunden werden, der sich zur weiterführenden Untersuchung eignet. Die Qualität der Antikörper ist variabel. Monoklonale Antikörper zeigten meist ein einzelnes Signal im Western-Blot, wogegen andere, insbesondere die polyklonalen Antikörper, mehrere Proteine

Ergebnisse

detektieren. Hierbei kann eine Aussage über die letztendlich korrekte Bande ausschließlich über den Vergleich mit dem anti-*Myc*-Signal getroffen werden. Für das Protein LRRC69 war kein Antikörper erhältlich, so dass eine Validierungen nicht möglich war.

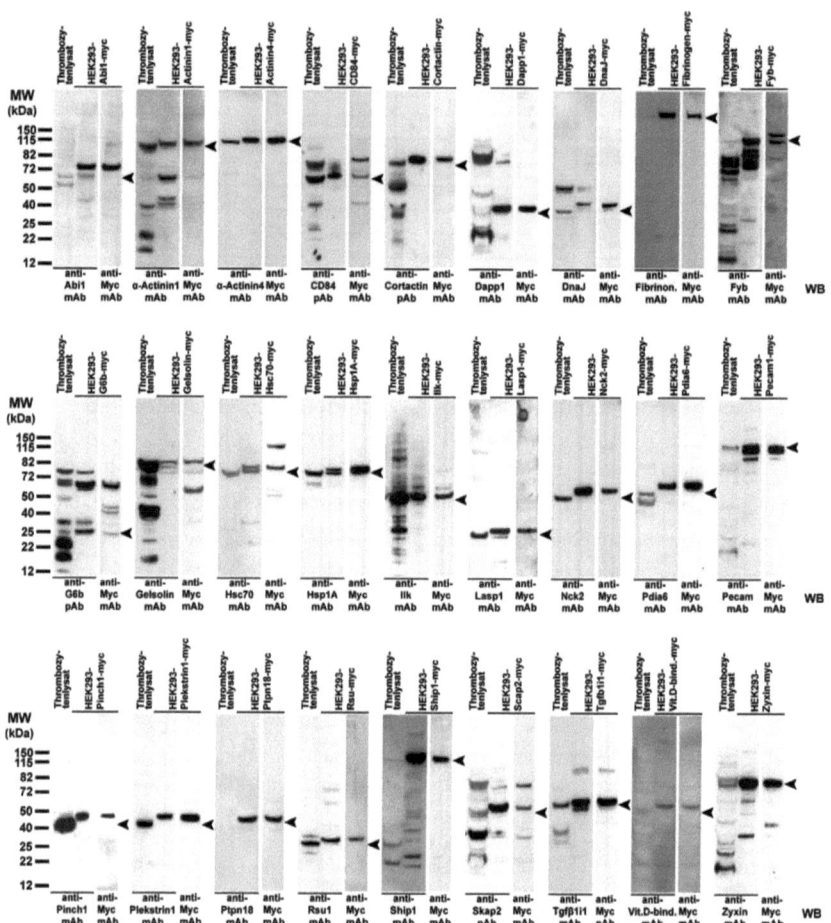

Abbildung 21: Nachweis der Kandidatenproteine in Thrombozytenlysat. 50 µg Thrombozytenlysat und 30 µg HEK293-Lysat wurden durch SDS-PAGE aufgetrennt, auf eine PVDF-Membran transferiert und diese mit spezifischen Antikörpern behandelt. Das Signal des spezifischen Antikörpers im Vergleich zum Myc-Signal diente der Orientierung und Kontrolle zu den detektierten Signalen auf Thrombozytenlysaten mit vergleichbarem Wanderungsverhalten (siehe Pfeil). Größenabweichungen zwischen den verschiedenen Lysaten ergeben sich insbesondere im Molekulargewichtsbereich < 90 kDa, da die in HEK293-Zellen transformierten Proteine eine C-terminale *Myc*-Markierung aufweisen. Abgebildet ist ein repräsentatives Ergebnis aus zwei unabhängigen Nachweisen der Proteine.

Ergebnisse

Von 27 untersuchten Proteinen konnten 24 in Thrombozyten spezifisch im Western-Blot nachgewiesen werden. Fibronektin, PTPN18 und das Vitamin-D-*binding*-Protein waren in Lysaten aus aufgereinigten Thrombozyten nicht nachweisbar.

4.4.3. Überprüfung von Antikörpern für die Kandidatenproteine

Die hergestellten Zelllysate konnten darüber hinaus noch für die Überprüfung der Präzipitationsfähigkeit der Antikörper genutzt werden, indem das Protein von Interesse mit dem spezifischen Antikörper präzipitiert und nach Elution mit einem *Myc*-spezifischen-Antikörper im Immunoblot nachgewiesen wurde.
Für 16 der 28 Kandidatenproteine wurde die Präzipitationsfähigkeit der Antikörper nachgewiesen (Abbildung 22).

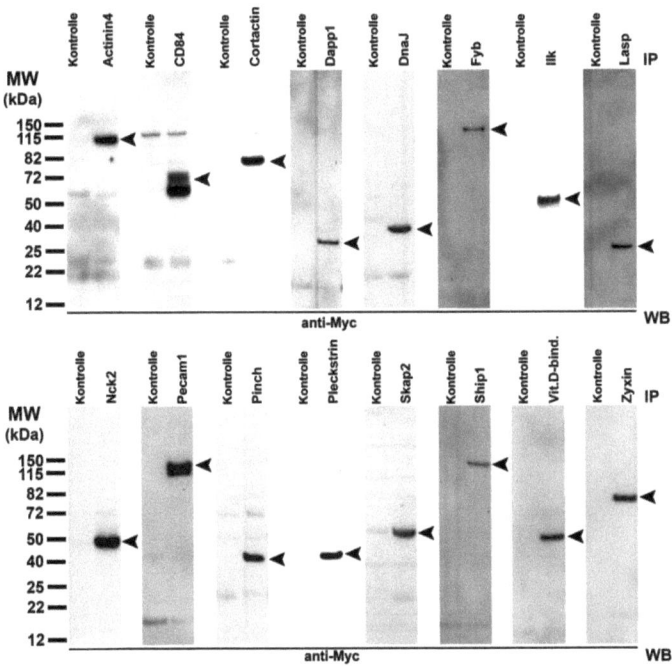

Abbildung 22: Zusammenfassung der Überprüfung der Präzipitationsfähigkeit der erworbenen Antikörper. Die Proteine wurden mit dem spezifischen Antikörper aus HEK293-Zelllysaten mit dem rekombinanten Protein präzipitiert und nach SDS-PAGE und Transfer im Western-Blot mit einem anti-Myc-Antikörper nachgewiesen. Signale konnten ausschließlich für die spezifischen Antikörper detektiert werden, jedoch niemals für die unspezifischen Kontrollen mit Antikörpern gleichen Isotyps. Gezeigt ist ein repräsentatives Ergebnis aus zwei unabhängigen Experimenten.

Ergebnisse

4.4.4. Nachweis der Proteine mittels Western-Blot nach SH2-Pulldown

Zur weiteren Überprüfung der Ergebnisse aus den massenspektrometrischen Proteinidentifizierungen wurden SH2-Pulldowns durchgeführt und die eluierten Proteine auf Anwesenheit der Kandidatenproteine im Immunoblot mit den getesteten Antikörpern untersucht.

Dieser weitere Nachweis wurde für 24 Kandidatenproteine durchgeführt, da ihre Anwesenheit im Thrombozytenkonzentrat eindeutig gezeigt werden konnte und spezifische Antikörper zur Verfügung standen. Für 21 Proteine konnten spezifische Signale nach dem SH2-Pulldown detektiert werden (Abbildung 23), für 3 Kandidaten (α-Actinin-4, Protein G6b, PDIA6) gelang dies nicht.

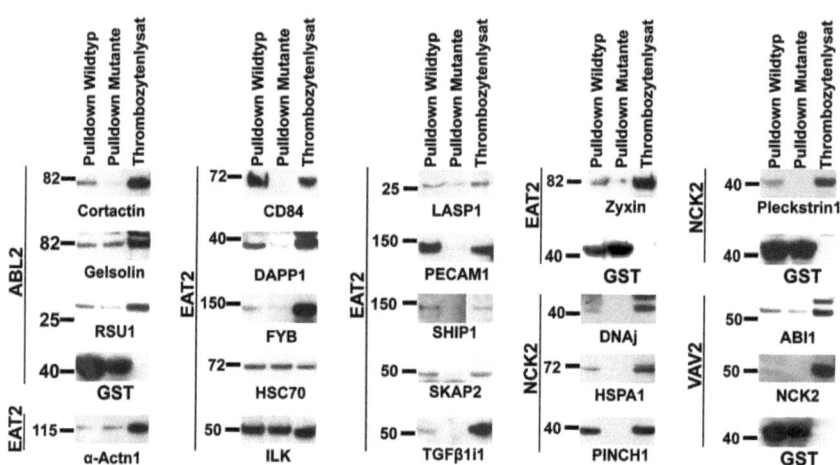

Abbildung 23: Zusammenfassung der im Immunoblot nach SH2-Pulldown nachgewiesenen Kandidatenproteine. Pulldowns wurden mit der Wildtyp- und der mutierten SH2-Domäne durchgeführt und zusammen mit vollständigem Thrombozytenlysat mittels SDS-PAGE aufgetrennt, auf PVDF-Membranen transferiert und mit spezifischen Antikörpern behandelt. Der Nachweis der eingesetzten Sonden mittels anti-GST-Antikörper diente der Mengenkontrolle im durchgeführten Pulldown. Abgebildet ist ein repräsentativer Proteinnachweis aus zwei unabhängigen SH2-Pulldowns.

Von den in Abbildung 23 dargestellten, nach SH2-Pulldown nachgewiesenen Proteinen, zeigen 14 ausschließlich ein Signal bei der Wildtyp-SH2-Domäne und nicht bei der Mutante. Die verbleibenden 7 Kandidaten zeigen für beide Pulldowns ein Signal, wobei für α-Actinin1, Gelsolin, HSC70 und ILK identische Signale detektiert wurden, während dies für ABI1, LASP1 und RSU1 abgeschwächt war. Für diese Proteine muss aufgrund dieser Daten eine Phosphotyrosin-unspezifische Wechselwirkung mit der SH2-Domäne angenommen werden.

Ergebnisse

4.4.5. Überprüfung der Phosphotyrosin-abhängigen Wechselwirkung

Zur Überprüfung der Phosphotyrosin-abhängigen Bindung zwischen SH2-Domäne und den ausgewählten Proteinen wurde auf die Phosphotyrosin-spezifische Phosphatase PTP1B zurückgegriffen, die spezifisch Tyrosinreste dephosphoryliert. Exemplarisch ausgewählt wurden die Proteine CD84, Cortactin und PECAM1, da für sie Wechselwirkungen mit SH2-Domänen bereits beschrieben sind und funktionelle Antikörper für eine spezifische Anreicherung durch Immunpräzipitation vorlagen.[49, 80, 81]

Abbildung 24 zeigt, dass sowohl für die beobachteten Banden im far-Western-Blot auf vollständigem Thrombozytenlysat als auch für die spezifische Bande des Präzipitats, kein Signal nach Behandlung der Membran mit der Phosphatase detektiert werden kann. Die beobachteten Wechselwirkungen zwischen den Kandidatenproteinen und den jeweiligen SH2-Domänen sind damit eindeutig von der Tyrosinphosphorylierung abhängig.

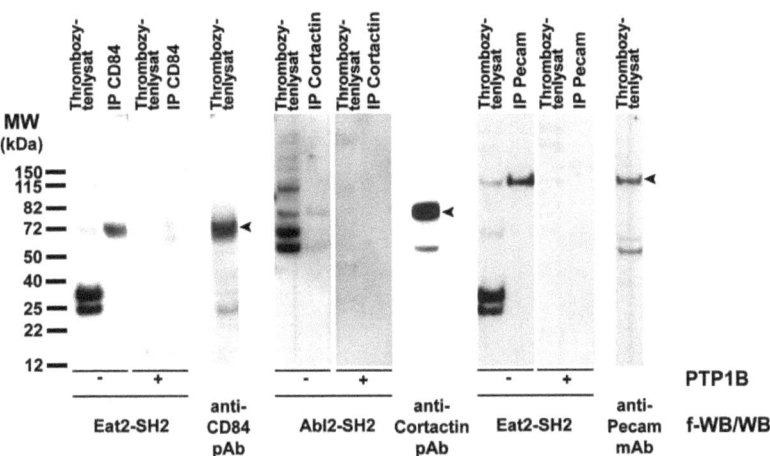

Abbildung 24: Vergleich der im far-Western-Blot detektierten Signale für drei Kandidatenproteine mit und ohne Verdau durch die Phosphotyrosin-spezifische Phosphatase PTP1B. 30 µg Thrombozytenlysat bzw. das Eluat einer Immunpräzipitation wurden durch SDS-PAGE aufgetrennt und auf eine PVDF-Membran transferiert, blockiert und in Phosphatasepuffer überführt. Ein Teil der Membran wurde vor der Detektion der Signale mit der jeweiligen SH2-Domäne mit der Phosphatase behandelt. Nur auf den unbehandelten Membranen konnten Signale detektiert werden, was die Phosphotyrosin-abhängige Wechselwirkung zwischen SH2-Domäne und dem Kandidatenprotein beweist. Die Anwesenheit des Proteins wurde mit den jeweiligen Antikörpern nachgewiesen.

Ergebnisse

4.4.6. Spezifische Identifizierung ADP-regulierter Proteine

Die durch SH2-Domänen-Pulldown und durch Massenspektrometrie identifizierten und unabhängig validierten Proteine sollten im letzten Schritt den Signalen in den SH2-Profilen der far-Western-Blot-Analysen ADP-stimulierter Thrombozyten zugeordnet werden, um die dort beobachteten Phosphorylierungsänderungen eindeutig auf bestimmten Proteinen zurückführen zu können. Dazu wurden zuerst die Signale der far-Western-Blots mit den jeweiligen Signalen je Protein im klassischen Western-Blot verglichen. Anschließend wurden spezifisch abgereicherte Überstände der Präzipitationen im far-Western-Blot untersucht, um Banden Proteinen zuordnen zu können.

Im Vergleich der beobachteten SH2-Profile für die vier im SH2-Pulldown erfolgreich zur Proteinidentifizierung eingesetzten SH2-Domänen ABL2, EAT2, NCK2 und VAV2 mit den Protein-spezifischen Signalen im Immunoblot, konnten 60 % der far-Western-Blot-Signale Proteine zugeordnet werden (Abbildung 25). Für die übrigen detektierten Banden der far-Western-Blots wurden keine Signale vergleichbaren Molekulargewichts gefunden.

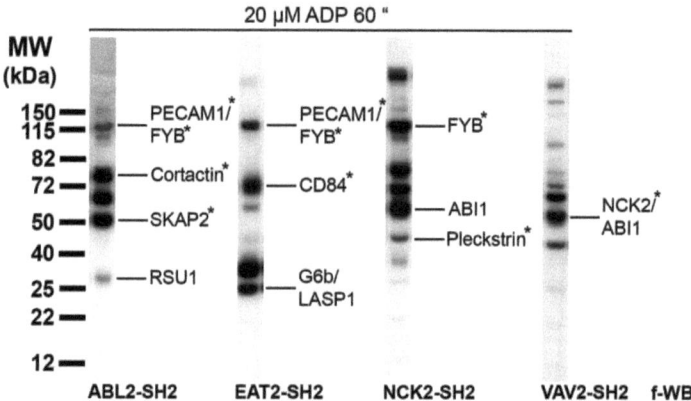

Abbildung 25: Zusammenfassung der Zuordnungen von Signalen aus Western-Blots zu Signalen im far-Western-Blot. 30 µg Thrombozytenlysat wurden aufgetrennt, transferiert und die Membranen anschließend mit Antikörpern oder SH2-Domänen inkubiert. Über den Vergleich der Laufweite konnten Proteine den far-Western-Banden zugeordnet werden. Proteine, für die Antikörper zur spezifischen Präzipitation vorlagen, sind mit einem Stern gekennzeichnet. Die jeweiligen Zuordnungen basieren auf zwei unabhängigen Experimenten.

Die in Abbildung 25 gezeigten Zuordnungen zu den SH2-Profilen sollten anschließend biochemisch bewiesen werden. Dazu wurden die entsprechenden Proteine spezifisch präzipitiert. Anschließend konnte im far-Western-Blot überprüft werden, ob eine Abreicherung des Zielproteins im Präzipitationsüberstand nachweisbar ist. Darüber hinaus kann die Wechselwirkung des Proteins mit der jeweils eingesetzten SH2-Domäne auf dem Präzipitat eindeutig gezeigt werden. Für 10 Zielprotein-Zuordnungen (Abbildung 25), die 7 Proteinen entsprechen, lagen IP-fähige Antikörper vor, wogegen fünf Zuordnungen aufgrund fehlender präzipitationsfähiger Antikörper nicht überprüft werden konnten.

In Abbildung 26 sind die Nachweise der jeweiligen Proteine durch Kombination der Immunpräzipitation mit einer far-Western-Blot-Analyse zusammengefasst. Für die Proteine CD84, Cortactin, PECAM1 und SKAP2 konnten Abreicherungen des Proteins im Präzipitationsüberstand gezeigt werden, die sich in einer Signalabnahme in der far-Western-Blot-Analyse darstellt. Außerdem wurden Wechselwirkungen der jeweiligen SH2-Domäne mit dem spezifisch präzipitierten Protein detektiert. Diese vier Proteine konnten in den far-Western-Profilen der jeweiligen SH2-Domäne zugeordnet werden, nachdem ihre Anwesenheit durch massenspektrometrische Proteinidentifizierung nach SH2-Pulldown bereits bekannt war.

Das diese beobachtete Wechselwirkung für die Proteine mit den SH2-Domänen Phosphotyrosin-abhängig ist, wurde bereits in Abbildung 24 gezeigt. Für die den Banden in Abbildung 26 zugeordneten Proteine NCK2 und Pleckstrin kann keine Abreicherung in den SH2-Profilen der far-Western-Blots gefunden werden. Für das Protein FYB konnte keine ausreichende Abreicherung erzielt werden, die man in far-Western-Blots hätte detektieren können. Somit konnten fünf von den angenommen 15 Zuordnungen aus Abbildung 25 eindeutig nachgewiesen werden, die den vier Proteinen CD84, Cortactin, PECAM1 und SKAP2 entsprechen.

Mit den aus den far-Western-Analysen vorliegenden Daten zur Rezeptor-abhängigen Phosphorylierung lässt sich die Tyrosinphosphorylierung erstmalig partiell und detailliert für diese vier Proteine erfassen und erlaubt ein besseres Verständnis dieser parallel ablaufenden Signaltransduktionsprozesse.

Zusammenfassend kann festgestellt werden, dass durch die gewählte Methode Proteine validiert wurden, die an der ADP-vermittelten Signaltransduktion in Thrombozyten beteiligt sind. Ihre Tyrosinphosphorylierung und Sensitivität gegenüber ADP und Inhibitoren kann in far-Western-Analysen beschrieben werden. Eine Proteinidentifikation ist durch SH2-Pulldown und Massenspektrometrie möglich.

Ergebnisse

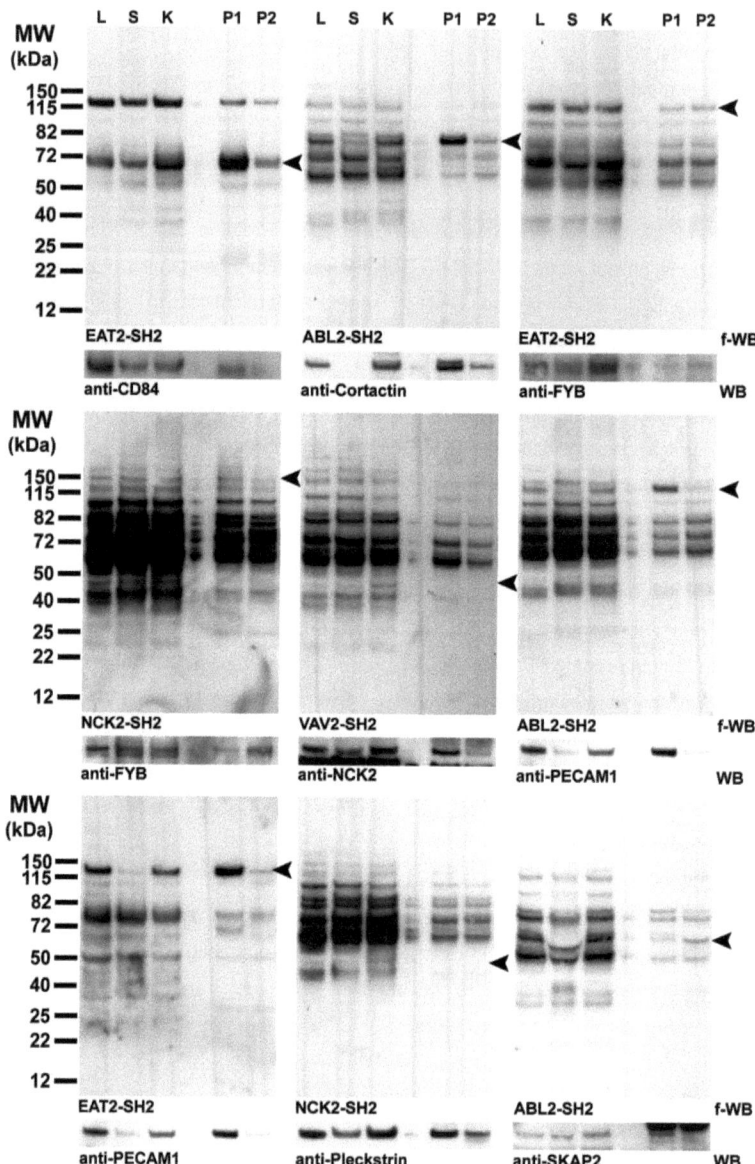

Abbildung 26: Darstellung der far-Western-Blot-Analyse mit spezifisch abgereicherten Lysaten. 30 µg vollständiges Thrombozytenlysat (L), Überstände der spezifischen Immunpräzipitation (S) bzw. einer unspezifischen Kontrollpräzipitation (K) wurden zusammen mit dem spezifischen Präzipitat (P1) und dem Kontrollpräzipitat (P2) aufgetrennt, transferiert und mit SH2-Domänen inkubiert. Die Abreicherung im Präzipitationsüberstand wurde über einen Western-Blot mit dem jeweiligen Antikörper überprüft. Diese war für 50 % der experimentell überprüfbaren Zuordnungen im Western-Blot erfolgreich. Gezeigt ist eine repräsentative Membran aus 2 unabhängigen Experimenten.

Durch das Anlegen mehrerer Qualitätskriterien (Repoduzierbarkeit und Anzahl der zugeordneten Peptide) an die Ergebnisse der massenspektrometrischen Identifizierung konnte eine Liste an Proteinen ermittelt werden, die reproduzierbar im Western-Blot nachgewiesen wurden und die im weiteren Verlauf den Signalen aus den far-Western-Analysen zugeordnet werden konnten. Die Validierung dieser Proteine durch unabhängige biochemische Methoden setzte eine vorangegangene Überprüfung der jeweiligen Antikörper in Bezug auf deren Eignung im Western-Blot und zur Immunpräzipitation voraus.

Tabelle 7 gibt einen Überblick über die Funktionalität der Antikörper für die ausgewählten Kandidatenproteine, die möglichen Zuordnungen der Proteine zu far-Western-Blot Signalen und die durchgeführten Abreicherungsexperimente.
Insbesondere die Eignung der verfügbaren Antikörper schränkt den entgültigen Nachweis im far-Western-Blot maßgeblich ein. So eigneten sich nur rund 60 % der Antikörper für eine Immunpräzipitation, wie in Abbildung 22 dargestellt. 24 von 28 Kandidatenproteinen (86 %) wurden mittels Western-Blot in Thrombozyten nachgewiesen. 21 von 24 Proteinen (80 %) wurden nach SH2-Pulldown im Western-Blot spezifisch identifiziert (siehe Tabelle 7).
Für eine Zuordnung von Signalen aus dem far-Western-Blot konnten demnach nur 21 Proteine für die vier eingesetzten SH2-Domänen herangezogen werden, von denen 52 % (11 Proteine) nach Laufweitenvergleich den Phosphorylierungsmustern zugeordnet werden konnten. Der Nachweis dieser hypothetischen Annahmen erfolgte für 72 % (8 Proteine), da für die übrigen Proteine keine entsprechenden Antikörper vorlagen. Von diesen finalen 8 Kandidatenproteinen wurden schlussendlich 4 Proteine (50 %) positiv mittels far-Western-Blot auf Präzipitationsüberständen validiert und es konnte eindeutig nachgewiesen werden, dass es sich bei diesen Phosphotyrosinsignalen in den far-Western-Analysen um folgende vier Proteine handelt: CD84, Cortactin, PECAM1, SKAP2.

Die vorliegenden Daten zeigen, dass SH2-Domänen zum Einen zur Beschreibung von Phosphorylierungsereignissen mittels *SH2-Profiling* und zum Anderen als hochspezifische Sonden zur Identifizierung von SH2-Domänen-Protein-Wechselwirkungen in Pulldown-Experimenten verwendet werden können. Die nach massenspektrometrischer Identifizierung nachgewiesenen Proteine lassen sich, wenn entsprechende Antikörper verfügbar sind, unabhängig validieren und ihre Anwesenheit in den SH2-Profilen zeigen. Die Zuordnung der eindeutigen Proteinidentifizierung zu den deskriptiven Phosphorylierungsdaten erlaubt erstmalig die gleichzeitige Erfassung paralleler ADP-abhängiger Tyrosinphosphorylierungen in Thrombozyten.

Ergebnisse

Tabelle 7: Zusammenfassender Überblick über die Funktionalitäten der Antikörper für die Kandidatenproteine und die durchgeführten Experimente je Protein. Positive Antikörperüberprüfungen bzw. Nachweise und Identifizierungen sind mit + gekennzeichnet.

Protein	Western-Blot Nachweis	Präzipitationsfähiger Antikörper	Nachweis nach SH2-Pulldown	Zuordnung zu far-Western-Blot Signalen	Nachweis in far-Western-Blots
Abl interactor 1	+		+	+	
α-Actinin-1	+		+		
α-Actinin-4	+	+			
SLAM family member 5	+	+	+	+	+
Src substrate cortactin	+	+	+	+	+
Dual adapter for phosphotyrosine and 3-phosphotyrosine and 3-phosphoinositide	+	+	+		
DnaJ homolog subfamily B member 11	+	+	+		
Fibronectin					
FYN-binding protein	+	+	+	+	
Protein G6b	+			+	
Vitamin D-binding protein		+			
Gelsolin	+		+		
Heat shock 70 kDa protein 1A/1B	+		+		
Heat shock cognate 71 kDa protein	+		+		
Integrin-linked protein kinase	+	+	+		
Phosphatidylinositol-3,4,5-trisphosphate 5-phosphatase 1	+	+	+		
LIM and SH3 domain protein 1	+	+	+	+	
LIM and senescent cell antigen-like-containing domain protein 1	+	+	+		
Leucine-rich repeat-containing protein 69					
Cytoplasmic protein NCK2	+	+	+	+	
Protein disulfide-isomerase A6	+				
Platelet endothelial cell adhesion molecule	+	+	+	+	+
Pleckstrin	+	+	+	+	
Tyrosine-protein phosphatase non-receptor type 18					
Ras suppressor protein 1	+			+	+
Src kinase-associated phosphoprotein 2	+	+	+	+	+
Transforming growth factor β-1-induced transcript 1 protein	+		+		
Zyxin	+	+	+		

5. Diskussion

Die ADP-induzierte Tyrosinphosphorylierung hat einen wesentlichen Anteil an der Signaltransduktion der Thrombozyten und ist essentieller Bestandteil der Aggregation.[31] Das Verständnis über die beteiligten Proteine, ihre Interaktionen, Bindungspartner und die regulativen Mechanismen ist von fundamentalem Interesse. Bis heute sind die diversen individuellen Nebenreaktionen auf Aggregationshemmer ein zentrales Problem in der klinischen Anwendung und die Entwicklung effizienterer und sicherer Wirkstoffe mit eindeutiger biologischer Verfügbarkeit ist Ziel der pharmakologischen Forschungen, um diese Probleme zu überwinden.[23, 29]

Im Rahmen dieser Arbeit wurde ein Proteindomänen-basierter Arbeitsablauf verfolgt, der zum Ziel hatte, die ADP-vermittelte Tyrosinphosphorylierung in Thrombozyten zu beschreiben und involvierte Phosphoproteine zu identifizieren. Dazu wurden mit etablierten Testsystemen alle bekannten SH2-Domänen exprimiert, in Bezug auf ihre Verwendung als Phosphotyrosin-spezifische Sonden in unterschiedlichen experimentellen Ansätzen charakterisiert und Informationen über ihr Bindungsverhalten gewonnen.

Die positiv evaluierten Sonden wurden weiterführend für eine far-Western-Blot-Analyse eingesetzt, um allgemeine und Rezeptor-spezifische Phosphorylierungsereignisse zu beschreiben.
Zur Identifizierung phosphorylierter Proteine wurde ein SH2-Pulldown etabliert, in dem SH2-Domänen als selektive Sonden eingesetzt wurden. Nach massenspektrometrischer Analyse angereicherter Phosphoproteine wurden Kandidatenproteine ausgewählt, die einer unabhängigen Validierung unterzogen wurden, um sie in den SH2-Profilen der far-Western-Analysen nachzuweisen.

Abbildung 27 gibt einen Überblick über den gewählten experimentellen Ablauf von der Überprüfung der SH2-Domänen bis zur erfolgreichen Identifizierung von Phosphoproteinen in SH2-Profilen. Im Folgenden werden die einzelnen Abschnitte diese Schemas vor dem Hintergrund der formulierten Ziele dieser Arbeit diskutiert und beobachtete Probleme sowie mögliche Alternativen diskutiert.

Diskussion

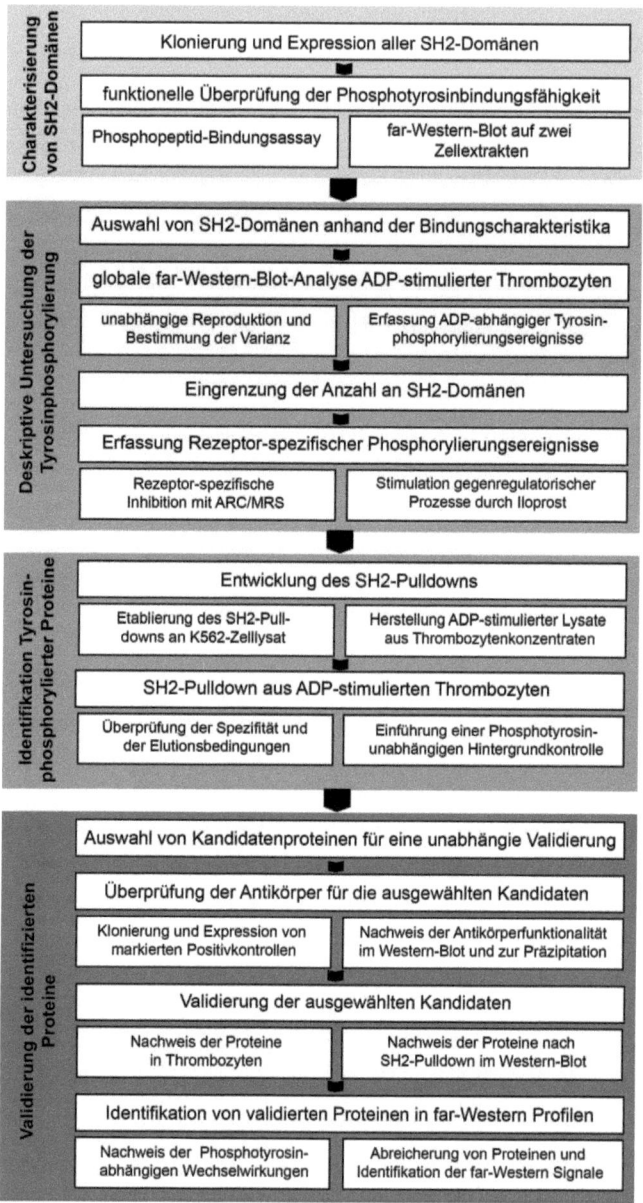

Abbildung 27: Übersicht über den gewählten Experimentalablauf zur Untersuchung der ADP-induzierten Tyrosinphosphorylierung in Thrombozyten. Mit Hilfe rekombinant exprimierter und funktionell charakterisierter SH2-Domänen wurden Tyrosin-phosphorylierte Proteine nach ADP-Stimulation in einer far-Western-Analyse nachgewiesen und Rezeptor-spezifische Phosphorylierungsereignisse untersucht. Nach Etablierung des SH2-Pulldowns wurden phosphorylierte Proteine massenspektrometrisch identifiziert, unabhängig validiert und in den far-Western-Profilen nachgewiesen.

Diskussion

5.1. Herstellung und Überprüfung von SH2-Domänen

Expression bindungsaktiver SH2-Domänen

SH2-Domänen können zur Beschreibung von Veränderungen der Tyrosinphosphorylierung in verschiedenen Geweben oder Tumoren, als Phosphotyrosin-spezifische Sonden in Pulldown-Experimenten und zur Quantifizierung der Tyrosinphosphorylierung verwendet werden.[8, 10, 50]

Die rekombinante Expression aller SH2-Domänen in aktiver Form ist bisher noch nicht beschrieben. Zudem wurde für die bisher publizierten globalen SH2-Domänen-Untersuchungen kein Nachweis der Bindungsaktivität für alle SH2-Domänen geführt.[17, 21, 49]

Bei der Expression bindungsaktiver SH2-Domänen treten insbesondere bei den Mitgliedern der JAK-, RIN-, SOCS- und STAT-SH2-Familien sowie einigen anderen erhebliche Probleme auf, da diese sich nicht in löslicher Form exprimieren lassen. Abbildung 28 gibt eine Übersicht über die Erfolge der Expression der einzelnen SH2-Domänen dieser Arbeit im Vergleich zu drei publizierten Datensätzen, die ebenfalls einen Großteil der SH2-Domänen exprimiert haben.[17, 21, 49] So ist die Expression aktiver Formen dieser SH2-Domänen-Familienmitglieder als GST-Fusionsprotein nicht möglich bzw. es konnte keine Phosphotyrosin-abhängige Bindungsaktivität nach gesonderter Aufreinigung und Rückfaltung beobachtet werden.

In der vorliegenden Arbeit wurden erstmals alle 120 SH2-Domänen exprimiert und in zwei unabhängigen Testsystemen überprüft, um die Phosphotyrosin-abhängige Aktivität nachzuweisen. Dieser Nachweis konnte für 67 SH2-Domänen erbracht werden und beruht auf zwei verschiedenen Untersuchungsmethoden. Zuerst wurde mittels far-Western-Blot auf v-Abl- bzw. Pervanadat-aktivierten Zelllysaten die Aktivität der rekombinant hergestellten SH2-Domänen überprüft. Durch die unabhängige zweite Aktivitätsüberprüfung im Phosphopeptid-Bindungsassay konnte überprüft werden, ob die im far-Western-Blot positiv validierten SH2-Domänen tatsächlich Phosphotyrosin-abhängig binden.

In far-Western-Analysen können Phosphotyrosin-unabhängige Wechselwirkungen mit anderen Proteinteilen nicht ausgeschlossen werden, da vollständige Proteine als Bindungspartner aufgetrennt wurden. Solche Wechselwirkungen wurden für die SH2-Domänen von ITK und PLCγ1 beschrieben und werden darüber hinaus für RIN2, SAP und TYK2 postuliert.[9, 14, 15, 17]

Im Phosphopeptid-Bindungsassay stehen den SH2-Domänen nur phosphorylierte Peptidmotive zur Verfügung, so dass unspezifische Wechselwirkungen mit anderen

Diskussion

Proteinabschnitten nahezu ausgeschlossen werden können und ein Nachweis der Phosphotyrosin-abhängigen Wechselwirkung im Vergleich zu unphosphorylierten Peptiden erbracht werden kann.

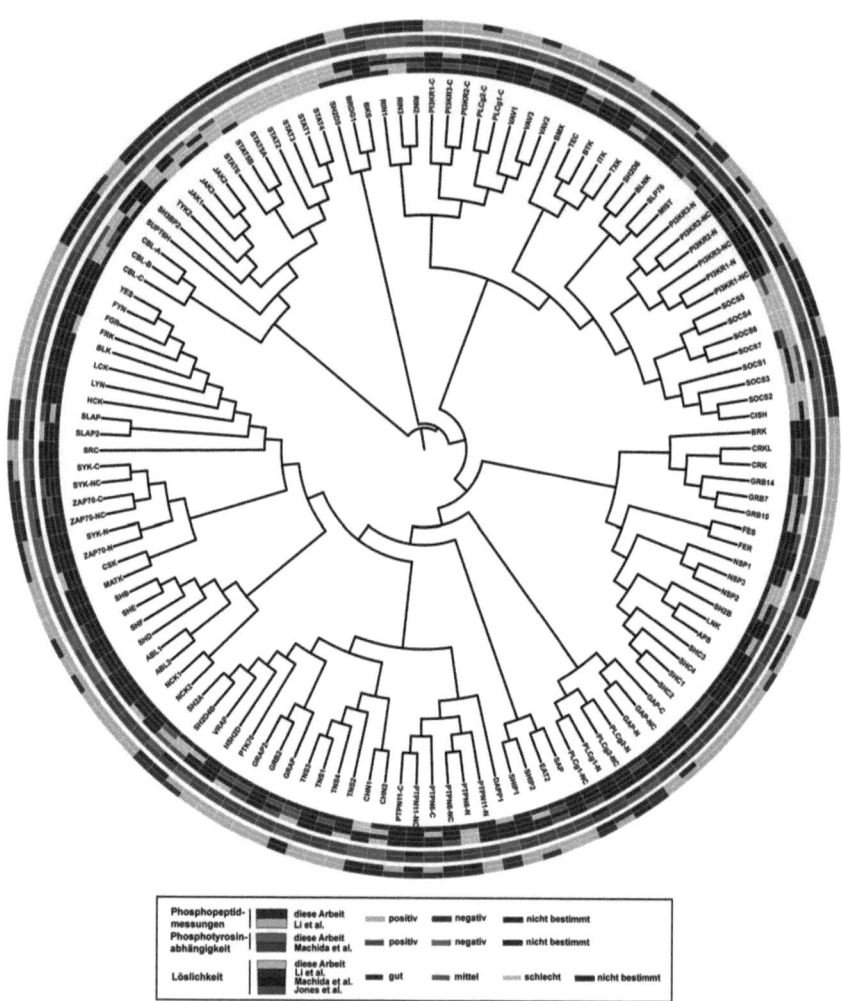

Abbildung 28: Vergleich der in der vorliegenden Arbeit ermittelten Eigenschaften der SH2-Domänen und der nachgewiesenen Phosphotyrosin-abhängigen Bindung mit Jones et al.[21], Li et al.[17] und Machida et al.[49]. Die Expression einiger hochkonservierter SH2-Familien ist in allen Ansätzen erfolglos geblieben und es konnte keine Phosphotyrosin-abhängig-bindenden SH2-Domänen nachgewiesen werden. Deshalb ist eine weiterführende Analyse der Wechselwirkungen für diese SH2-Domänen nicht möglich. Die phylogenetische Darstellung der SH2-Domänen-Familien erfolgte nach Sequenzvergleich (ClustalW) mit der freien Software *Phylogeny* (www.phylogeny.fr). Aus Gründen der Übersichtlichkeit ist die Länge der einzelnen Zweige nicht maßstabsgerecht abgebildet. Die experimentellen Daten wurden manuell extrahiert und mit *Itol* (www.itol.embl.de) dem erstellten Sequenzphylogramm zugeordnet.

Um die fehlenden SH2-Familien untersuchen zu können, müssten weitere Anstrengungen unternommen werden, um eine bindungsaktive Form zu exprimieren. Eine Verbesserung der Expression der nicht in aktiver Form gewonnenen SH2-Domänen kann u.a. durch eine Co-Expression mit Chaperonen, die Kultivierung bei niedrigeren Temperaturen oder in anderen Zellsystemen erreicht werden. Die Verwendung weiterer, ergänzender *tags* wie einer SUMO-Erweiterung, die die Löslichkeit von Proteinen erhöhen, wäre eine mögliche Strategie.[82] Darüber hinaus könnte eine *in vitro* Transkription zum Erfolg führen.

Bestimmung der Bindungsspezifität

Die Beschreibung der Bindungsspezifität von SH2-Domänen ist von essentieller Bedeutung, um potentielle Wechselwirkungen und die zugrunde liegenden Aminosäurespezifitäten zu charakterisieren. Neben dem zentralen Phosphotyrosinrest sind Wechselwirkungen von N- und C-terminalen Aminosäureresten für die Spezifität der SH2-Domänen verantwortlich.[17] Für die Bestimmung solcher Spezifitäten wurden hauptsächlich zwei Strategien verwendet: Zum Einen wurden Bindungspräferenzen für unterschiedliche SH2-Domänen durch Bindungsstudien an Peptidmotive natürlichen Ursprungs oder an natürliche Proteinfragmente von z.B. Rezeptoren bestimmt.[21] Zum Anderen erfolgte die Präferenz für bestimmte Aminosäuren an definierten Positionen durch die OPAL-Strategie.[17] Dabei wird bei der Synthese von phosphorylierten Peptiden eine Aminosäureposition fixiert, wogegen alle anderen Positionen zufällig besetzt sind. Über den Vergleich der SH2-Bindung an hunderte solcher Peptide kann eine Spezifität abgeleitet werden. Die über beide Strategien ermittelten Erkennungssequenzen für etwa 80 % der bekannten SH2-Domänen sind einander ähnlich und führen zu nahezu identischen Motiven, unabhängig davon, wie viele verschiedene Bindungen vermessen wurden. Auffällig dabei ist, dass nur für sehr wenige Aminosäurepositionen und SH2-Domänen eindeutige Präferenzen beschrieben werden können. Oftmals ist nur eine idealisierte Motivbeschreibung möglich, die auf die chemischen Eigenschaften der Aminosäuren zurückgeführt wird. So werden Präferenzen für z.B. hydrophobe, saure oder geladene Aminosäuren angegeben.

Die im Phosphopeptid-Bindungsassay verwendeten Peptide wurden zu 50 % aus natürlichen Bindungsstellen abgeleitet. Die andere Hälfte basiert auf den Daten von Huang et al. und leitet sich aus ermittelten Motiven einer OPAL-Bibliothek ab.[17] Somit konnte sichergestellt werden, dass für 70 % der SH2-Domänen Peptide vorhanden waren, für die eine Bindung der Domäne bereits beschrieben war und die somit als interne Positivkontrolle genutzt werden konnten. Beim Betrachten der ermittelten Bindungsmuster gehören die als Positivkontrolle definierten Peptide zu denen, an die die SH2-Domänen am stärksten binden.

Diskussion

Die aus den zehn am stärksten gebundenen Peptiden ableitbaren Aminosäuremotive decken sich mit bereits publizierten Sequenzen.[17] Die Anzahl von 80 Phosphopeptiden kann jedoch nicht als repräsentativ für die Gesamtheit an potentiellen Bindungsstellen angesehen werden. Für eine umfassende Untersuchung müsste eine deutlich größere Anzahl definierter Phosphopeptide vermessen werden, die eine ausgewogene Aminosäureverteilung aufweisen. Insbesondere die Peptidmotive aus den OPAL-Vermessungen weisen überproportional viele Methionin- und Prolinreste auf.[20] Solche umfassenden Peptid-Bindungsstudien lassen sich inzwischen mit mehreren tausend Peptiden auf Peptidarrays nach Etablierung eines stabilen Detektionssystems durchführen.[83]

Die publizierten Interaktionsstudien hatten oftmals das Ziel, einen bioinformatischen Algorithmus abzuleiten, der *in silico* Voraussagen über SH2-Domänen-Wechselwirkungen erlaubt. So basiert die Bestimmung eines Peptidmotivs mithilfe der Datenbank *Pepcyber* auf beschriebenen Protein-Protein-Wechselwirkungen. Dagegen wurde aus der OPAL-Studie der *Smali-Score* abgeleitet, der signifikante Bindungen angeben soll.[12, 84]
Die publizierten Voraussagemethoden eignen sich jedoch nicht zur umfassenden Beschreibung von Protein-Protein-Wechselwirkungen, da sie entweder nur auf wenige beschriebene Interaktionen zurückgeführt werden oder die gewählten Signifikanzkriterien nur auf das Gesamtproteom anwendbar sind.[12]
Exemplarisch konnte jedoch nachgewiesen werden, dass der Ausschluss bestimmter Aminosäurereste an bestimmten Positionen in der Tertiärstruktur der SH2-Domänen begründet ist.[22] Aufgrund sterischer und elektrostatischer Wechselwirkungen wird die Präferenz für bestimmte Aminosäuren definiert, wogegen andere Aminosäurepositionen nicht exakt konkretisiert werden können.[20] Insbesondere bei SH2-Domänen, die umfassend in Bezug auf ihre Bindung untersucht wurden, lassen sich über die Datenbanken konkrete Wechselwirkungen ableiten. Jedoch weist die Datenlage kaum Informationen zu den schwer exprimierbaren SH2-Domänen auf und erlaubt außerdem keine *in silico* Voraussage über das potentielle Bindungsverhalten z.B. basierend auf der Aminosäurestruktur dieser SH2-Domänen. Eine Beschreibung der Spezifität muss in Zukunft nach erfolgreicher Expression auf experimentellem Wege erfolgen. Somit bleibt bisher die Aussagekraft bioinformatischer Vergleiche der ermittelten SH2-Domänenspezifitäten mit möglichen Interaktionspartnern in Thrombozyten eingeschränkt.

Alle ermittelten Bindungsmotive basieren auf *in vitro* Bindungsstudien, die wesentliche Faktoren der Regulation des natürlichen Bindungsverhaltens außer Acht lassen. So setzt eine natürliche Wechselwirkung das gleichzeitige Vorhandensein des phosphorylierten Proteins und des jeweiligen SH2-Domänen-tragenden Proteins voraus, die durch die

Diskussion

zelluläre Kompartimentierung, Proteindomänen-vermittelte Lokalisation und zeitliche Regulation beeinflusst wird.[10, 20] Weiterhin völlig unberücksichtigt sind kompetitive Effekte zwischen homologen und co-exprimierten SH2-Domänen, die eine Schärfung des Bindungsverhaltens verursachen.[20, 48] Dieser Effekt wird bei der Betrachtung der Spezifität der einzeln untersuchten Tandemdomänen deutlich. Einzeldomänen eines Proteins weisen ähnliche Sequenzmotive auf, die in der hohen Homologie der Aminosäurestruktur begründet liegen. Die ermittelten Bindungspräferenzen für die Tandemdomänen sind jedoch in allen Fällen deutlich schärfer und selektiver, so dass von den Motiven der Einzeldomänen nicht auf das Bindungsverhalten des vollständigen Proteins mit zwei SH2-Domänen geschlossen werden kann.

Die ermittelten Bindungsdaten im Phosphopeptid-Bindungsassay können demnach nicht zu Voraussagen von Protein-SH2-Wechselwirkungen verwendet werden. Es lassen sich jedoch unabhängige Peptidsets ableiten, die im Vergleich zu unphosphorylierten Kontrollen die Bestimmung der Bindungsaktivität von SH2-Familien nach bakterieller Expression erlauben. Dabei werden familien-spezifische Peptide verwendet, die charakteristische Eigenschaften dieser SH2-Domänen erfassen und wesentliche Aktivitätsmerkmale aufzeigen, um den Einsatz Phosphotyrosin-spezifischer Sonden in weiterführenden Experimenten sicherzustellen.

5.2. Far-Western-Blot-Analyse ADP-stimulierter Thrombozyten

Rekombinant exprimierte SH2-Domänen können zu umfassenden Beschreibungen von Veränderungen der Tyrosinphosphorylierung genutzt werden.[10, 48] Ihre natürliche Spezifität erlaubt dabei das Erfassen selektiver Wechselwirkungen zwischen Proteinen und SH2-Domänen und bildet Effekte verschiedener Stimuli ab.[8]
Eine Einschränkung dieses deskriptiven Ansatzes liegt darin, dass die Identität des beobachteten phosphorylierten Proteins nicht bekannt ist. Eine Identifizierung der Phosphorylierung ist so nicht möglich, sondern es können ausschließlich Phosphorylierungsänderungen beschrieben werden.

Für eine globale Untersuchung der Tyrosinphosphorylierung ADP-stimulierter Thrombozyten wurden 31 SH2-Domänen ausgewählt, die einen Großteil der in Thrombozyten exprimierten SH2-Domänen abdecken und die signifikante Änderungen der Tyrosinphosphorylierung für über 130 Proteine im far-Western-Blot erfassen. Die beobachteten Phosphorylierungsereignisse unterliegen drei Kinetiken: Kontinuierlicher Anstieg der

Phosphorylierung, schneller Anstieg innerhalb von 10 sek mit folgendem Signalabfall oder eine kontinuierliche Abnahme der Phosphorylierung. Diese lassen sich reproduzierbar bei humanen Thrombozyten verschiedener Spender darstellen. Die densiometrisch erfassten Signalveränderungen schwanken dabei um den Faktor 1,2 bis 6, wobei aufgrund der biologischen und technischen Varianz eine signifikante Änderung erst ab einer 1,5-fachen Zu- oder Abnahme gewertet wurden.

In dieser Arbeit wurde bestätigt, dass die basale Phosphorylierung in Thrombozyten gering ist. Sie nimmt nach Stimulation schnell zu und korreliert mit der Zunahme der Aggregationsfähigkeit von Thrombozyten.[31, 32, 34] Die ansteigende Tyrosinphosphorylierung konnte in der far-Western-Analyse bestätigt werden und durch die Verwendung von SH2-Domänen als Sonden schärfer aufgelöst werden als mit dem Phosphotyrosin-spezifischen Antikörper 4G10, der insgesamt weniger Proteine detektierte. So scheint es Peptidepitope zu geben, die Phosphotyrosin-spezifische Antikörper nicht erkennen können, die sich jedoch mit SH2-Domänen eindeutig nachweisen lassen.[20]
Die ADP-induzierten Phosphorylierungsmuster sind partiell mit ihren Kinetiken beschrieben und decken sich mit den Ergebnissen der far-Western-Analyse dieser Arbeit.[31]

Durch Reduktion der Anzahl an SH2-Domänen aufgrund der beobachteten ähnlichen Bindungsselektivität war es möglich, eine weiterführende far-Western-Analyse durchzuführen, bei der Phosphorylierungsereignisse in Bezug auf die einzelnen ADP-Rezeptoren beschrieben wurden. Unabhängig davon wurde von Machida et al. postuliert, dass die Informationen von etwa 20 SH2-Domänen ausreichen, um eine globale Beschreibung der Tyrosinphosphorylierung vorzunehmen, da homologe SH2-Domänen ein sehr ähnliches Bindungsverhalten aufweisen.[10] Dies konnte durch die Auswahl der hier verwendeten 15 SH2-Domänen indirekt bestätigt werden, allerdings vorbehaltlich der fehlenden Bindungscharakteristika für die SH2-Familien CBL, JAK, SOCS und STAT.

In der erweiterten Analyse mit einer Auswahl an 15 SH2-Domänen, die repräsentativ für eine globale Untersuchung der Tyrosinphosphorylierung in Thrombozyten sind (Abbildung 14), konnten 46 Phosphorylierungssignale mit signifikanten Änderungen über alle Stimulikombinationen beobachtet werden. Die Phosphorylierungsmuster und -intensitäten unterscheiden sich in Bezug auf die beiden ADP-Rezeptoren P_2Y_1 und P_2Y_{12} erheblich. Beide Rezeptoren regulieren die Thrombozytenaggregation über verschiedene G-Proteine, an die sie gekoppelt sind und deren konzertierte Aktivität für eine vollständige Aggregation unablässlich ist.[57] So initiiert der an ein G_q-Protein gekoppelte P_2Y_1-Rezeptor eine Umorganisation des Zytoskeletts und leitet eine reversible Formveränderung der

Diskussion

Thrombozyten ein. Der G_i-Protein-gekoppelte P_2Y_{12}-Rezeptor kontrolliert eine Amplifikation der Thrombozytenaggregation und wirkt durch die Inhibierung der cAMP-Freisetzung verstärkend, bis die P_2Y_1-initiierte Formveränderung einen irreversiblen Punkt erreicht hat und es zur vollständigen Aggregation der Thrombozyten kommt.[27, 57]

In beiden Prozessen spielt die Tyrosinphosphorylierung eine nicht unerhebliche Rolle, was sich in den selektiven SH2-Profilen zeigt. Die Hemmung des P_2Y_1-Rezeptors durch MRS vermindert die Tyrosinphosphorylierung nahezu vollständig, was den Schluss zulässt, dass die ADP-induzierte Phosphorylierung von Tyrosinresten P_2Y_1-abhängig ist. Dagegen kommt es bei der Hemmung des P_2Y_{12}-Rezeptors zu einem initialen Anstieg der Tyrosinphosphorylierung, die in diesem Fall nur P_2Y_1-initiiert sein kann. Sie nimmt aber nicht kontinuierlich zu, sondern zeigt einen Abfall nach wenigen Sekunden. Beide Beobachtungen lassen sich mit den beschriebenen Funktionen der Rezeptoren erklären: Die Tyrosinphosphorylierung ist überwiegend P_2Y_1-abhängig und damit an der schnellen Umorganisation des Zytoskeletts und der Formveränderung beteiligt. Erfolgt keine Verstärkung des Aggregationssignals durch eine P_2Y_{12}-vermittelte Signaltransduktion, wie bei Hemmung durch ARC, nimmt die Phosphorylierung wieder ab, was den reversiblen Charakter der Formveränderung unterstreicht. Untersuchungen der Tyrosinphosphorylierung an P_2Y_1- bzw. P_2Y_{12}-defizienten Thrombozyten führen zu den gleichen Rückschlüssen, da sich die Phosphotyrosinnachweise stimulierter, defizienter Thrombozyten deutlich von den Signalen normaler Thrombozyten unterscheiden.[30, 33]

Als leicht zu regulierende posttranslationale Modifikation ist die Tyrosinphosphorylierung besonders gut geeignet, um reversible Prozesse zu kontrollieren und zu steuern, da sowohl Tyrosinkinasen als auch Tyrosin-spezifische Phosphatasen hohe Umsatzraten aufweisen und ebenfalls innerhalb von wenigen Sekunden reguliert werden können.[1, 19]

Die Verminderung der Tyrosinphosphorylierung nach Stimulation des PGI_2-Rezeptors mit Iloprost unterstreicht die oben beschriebenen Beobachtungen. Er reguliert die Produktion von cAMP und verhindert damit die Verstärkung der Aggregation durch den P_2Y_{12}-Rezeptor, was sich wiederum in einer Abnahme der Tyrosinphosphorylierung zeigt.[57]

Die hier gemachten Annahmen über den Zusammenhang zwischen Tyrosinphosphorylierung und Aktivität spezifischer Rezeptoren bedürfen weiterer Analysen und sind in Bezug auf die Aktivität von Tyrosinkinasen bisher nicht detailliert untersucht worden. Partielle Beschreibungen von Phosphorylierungen einzelner Proteine sowie der Bestimmung der Aktivität von Tyrosinkinasen unterstreichen jedoch die gemachten Beobachtungen.[31, 38, 42, 52] Sinnvoll erscheint hier eine far-Western-Analyse mit Kombinationen aus Hemmung eines ADP-Rezeptors und der Stimulation des PGI_2-gesteuerten

Signalwegs mit gleichzeitiger ADP-Stimulation sowie die spezifische Inhibition nachgeschalteter Signalproteine, wie den Tyrosinkinasen. Hier liegt die experimentelle Limitierung darin, dass die meisten verfügbaren Inhibitoren nicht spezifisch für eine Kinase sind, sondern oftmals eine Gruppe homologer Kinasen hemmen.[85]

5.3. Massenspektrometrische Untersuchung ADP-stimulierter Thrombozyten

Etablierung des SH2-Pulldowns

Für die Untersuchung der Tyrosinphosphorylierung in Thrombozyten wurde ein modifiziertes SH2-Pulldown-Protokoll nach Blagoev et al. entwickelt und durch Kontrollen überprüft.[50] Die Etablierung an einem definierten Zellsystem stellt dabei sicher, dass eine spezifische Kontrolle in Bezug auf eine bereits charakterisierte Protein-Protein-Wechselwirkung erfolgen kann.

Die als Sonden eingesetzten SH2-Domänen weisen ein differenzielles Bindungsverhalten im SH2-Pulldown auf, wie es nach den Charakterisierungen auf Zelllysaten und Phosphopeptiden zu erwarten war (Vergleich Abbildung 8, 11 und 20). Diese Spezifität macht sie zu hochinformativen Sonden, die die Untersuchung selektiver Phosphorylierungsstellen erlauben, was ansonsten nur mit Hilfe Phosphopeptid-spezifischer Antikörper möglich ist. Diese sind jedoch in den seltensten Fällen verfügbar und ihre Generierung nicht immer möglich, da keine ausreichende Spezifität erreicht wird.[86, 87] Mehr als die Hälfte der SH2-Domänen lassen sich rekombinant exprimieren und in funktionell aktiver Form gewinnen, was in dieser Arbeit und zuvor von weiteren Arbeitsgruppen erfolgreich gezeigt werden konnte.[10, 17, 21, 49]

Der Nachweis von Tyrosin-phosphorylierten Proteinen im Eluat von SH2-Pulldowns konnte mit dem Phosphotyrosin-spezifischen Antikörper 4G10 gezeigt werden. Hervorzuheben ist dabei, dass die beobachteten Phosphorylierungen ausschließlich ADP-induziert sind und keine Akkumulation der Tyrosinphosphorylierung durch Verwendung von Phosphataseinhibitoren notwendig war, um modifizierte Proteine nachzuweisen. Die proteinchemisch nachgewiesenen Phosphorylierungen entsprechen in ihrer Anzahl und Intensität der natürlichen Anzahl im biologischen Kontext und stellen keine artifizielle, speziell erzeugte Stöchiometrie dar.

Die Identifizierung von Proteinen durch spezifische Anreicherung von Interaktionspartnern mittels Pulldown oder Präzipitation hat den Nachteil, dass in allen Ansätzen ebenfalls

Diskussion

unspezifische Wechselwirkungen möglich sind. Die identifizierten Proteine können in den Ansätzen nicht nur wie gewünscht an die spezifische Sonde binden, sondern auch an die verwendete Kopplungsmatrix und eventuell vorhandene Protein-*tags*.[88] So wurden mit dem hergestellten GST-*Myc-HA-Myc*-Biotin-Konstrukt, das keine SH2-Domäne enthielt, mehr als 60 Proteine präzipitiert werden (Daten nicht gezeigt). Aus diesem Grund wurde eine Phosphotyrosin-unabhängige Bindungsmutante eingesetzt, die sich in nur einer einzigen Aminosäure vom Phosphotyrosin-abhängigen SH2-Konstrukt unterscheidet. Somit wurde sichergestellt, dass unspezifische Wechselwirkungen mit der Matrix, dem GST-*tag* und der Oberfläche der biotinylierten SH2-Domäne von spezifischen Bindungsereignissen abgegrenzt wurden, was eine solide Hintergrundsubtraktion erlaubt. SH2-Domänen haben eine geringe Affinität gegenüber unphosphorylierten Peptidmotiven, die durch Aminosäurereste einer oberflächlichen Bindungstasche vermittelt werden und die die Spezifität der SH2-Domänen bestimmen.[16, 19] Diese Phosphotyrosin-unspezifischen Wechselwirkungen sind wahrscheinlich für die residuale Bindungsaktivität der mutierten SH2-Domänen z.B. im Phosphopeptid-Bindungsassay verantwortlich. Die Phosphorylierung des spezifischen Tyrosinrestes erhöht die Affinität der SH2-Domänen um den Faktor 100 bis 1000 (K_D 10^{-8} – 10^{-5} M). Dieser Rest geht dabei elektrostatische Wechselwirkung mit der zweiten, tief in der Tertiärstruktur von SH2-Domänen vorhandenen, Bindungstasche ein und bestimmt maßgeblich die Bindungsstärke.[19, 20, 48]

Proteinidentifizierung mittels Massenspektrometrie

Mit fünf SH2-Domänen wurden insgesamt 285 Proteine detektiert, von denen 120 auf Basis der Phosphotyrosin-unabhängigen Bindungsmutanten als Hintergrund klassifiziert wurden. Da die fünf verschiedenen Mutanten sehr heterogene Proteinsets binden (Überschneidung von nur 35 % der identifizierten Proteine), konnte kein allgemeiner Hintergrund bestimmt werden. Diese Heterogenität kann auf die Domänen-abhängigen Wechselwirkungen zurückgeführt werden und machte eine Domänen-spezifische Hintergrundkorrektur notwendig.

Bei Betrachtung der nach spezifischer Hintergrundkontrolle erhaltenen Proteinlisten wird eine Reproduzierbarkeit von weniger als 40 % in Bezug auf die massenspektrometrische Proteinidentifizierungen aus drei unabhängigen SH2-Pulldowns deutlich. Bei den nachgewiesenen Phosphotyrosinpeptiden lag die Reproduzierbarkeit bei rund 60 % und deckt sich mit kürzlich veröffentlichten Angaben zur Reproduzierbarkeit.[7] Für spezifische Anreicherungen von Proteinen mit Antikörpern wird eine Reproduzierbarkeit von 80 %

angegeben.[86] Die hier verwendeten SH2-Domänen weisen jedoch gegenüber Antikörpern geringere Affinitäten zu ihren Bindungspartnern auf. Außerdem liegt der Fokus bei der Anreicherung auf vorhandenen Proteinen mit posttranslationalen Modifizierungen, die einer biologischen Regulation unterliegen. In die ermittelte Reproduzierbarkeit von etwa 40 % fließt die biologische Variabilität der verschiedenen Thrombozytenspender ein. Für Thrombozytenkonzentrate wurden außerdem proteolytische Ereignisse nachgewiesen, die zu Veränderungen des Proteoms mit steigender Lagerungsdauer führen können, was ebenfalls Einfluss auf die Reproduzierbarkeit der Proteinidentifizierung haben könnte.[61]

Ein alternativer Ansatz mit einem tryptischen Verdau der stimulierten Lysate, gefolgt von einem SH2-Pulldown, lieferte vergleichbare Resultate ohne Identifizierung neuer Proteine bzw. Tyrosinphosphorylierungen. Schreiber et al. konnten zeigen, dass die Anreicherung von Phosphoproteinen effizienter ist als die Anreicherung von Phosphopeptiden, was sich mit den eigenen Beobachtungen deckt.[89]

Eine parallele, aus allen Pulldowns durchgeführte Anreicherung von Phosphopeptiden über eine TiO_2-Matrix nach tryptischem Verdau der Pulldown-Lysate führte ebenfalls zu keiner verbesserten Identifizierungen von Phosphopeptiden (Daten nicht gezeigt). Dies lässt vermuten, dass der gewählte Experimentalablauf geeignet ist, um Tyrosin-phosphorylierte Proteine spezifisch anzureichern und zu identifizieren. Nachgeschaltete Phosphopeptidanreicherungen sind offenbar nicht zielführend, und die damit verbundenen Verluste an Probenmaterial können minimiert werden, so dass mehr Eluat zur direkten massenspektrometrischen Identifizierung zur Verfügung steht. Jede Probe kann somit mehrfach vermessen werden, um die Reproduzierbarkeit bei der Peptidauftrennung und massenspektrometrischen Proteinidentifizierung zu erhöhen. Dies hat weiterhin zum Vorteil, dass ggf. die erreichte Proteinabdeckung zur Identifizierung verbessert werden kann, die im Durchschnitt bei 20 % lag. Als Extremwerte für die Anreicherungsexperimente wurden Abdeckungen von weniger als 5 % beobachtet, was die eineindeutige Proteinidentifizierung erschwert.

Die nachgewiesenen Tyrosinphosphorylierungen wurden für sechs der acht Proteine bereits in Thrombozyten gezeigt.[43, 80] Die Phosphorylierungen von PTPN18 und LRRC69 müssen als neue posttranslationale Modifizierungen für Thrombozyten eingestuft werden, da sie im Thrombozytenproteom nicht beschrieben sind. Durch Kombination des SH2-Pulldowns und massenspektrometrischem Proteinnachweis lassen sich demnach neben bekannten Phosphorylierungsstellen neue Modifizierungen identifizieren.

5.4. Validierung der identifizierten Proteine

Beschreibung der beobachteten Protein-Protein-Wechselwirkungen

Durch umfassende globale massenspektrometrische Ansätze konnten tausende phosphorylierte Tyrosinreste in Zelllinien oder primären Geweben identifiziert und Poteinen zugeordnet werden.[7, 86, 89] Neben dem bloßen Nachweis der posttranslationalen Modifizierung kann jedoch keine Aussage über die biologische Bedeutung und zelluläre Funktionalität getroffen werden. Die unabhängige Untersuchung der beobachteten Modifizierung rückt verstärkt in den Fokus neuerer Arbeiten und ist von zentraler Bedeutung, um die biologische Relevanz erfassen zu können.[47, 62]

Aus diesem Grund wurde im letzten Teil dieser Arbeit der Fokus auf die unabhängige Validierung der identifizierten Proteine gelegt. Nach Anlegen von Qualitätsmerkmalen an die Ergebnisse der massenspektrometrischen Untersuchungen und Erstellen einer Rangfolge wurden manuell Keratinkontaminationen, mitochondriale sowie nicht in Thrombozyten enthaltene Proteine entfernt. Die in Tabelle 5 aufgelisteten verbliebenen Proteine wurden partiell mit Signalprozessen in Thrombozyten assoziiert, was durch die phänotypischen Blutungsereignisse der beschriebenen *knock out*-Mäuse und die statistische Auswertung der *gene ontology*-Annotierungen untermauert wird (Tabelle 6).

Zur Überprüfung der beobachteten Interaktionen zwischen den als Sonden eingesetzten SH2-Domänen und den identifizierten Proteinen wurde eine *in silico* Analyse mit Interaktionsdatenbanken durchgeführt. So bestätigte der *STRING*-Algorithmus, der auf publizierte Interaktionen zurückgreift, die experimentell ermittelten und bekannten Wechselwirkungen zwischen PECAM1 und der EAT2-SH2, zwischen ABL2-SH2 und Cortactin sowie zwischen EAT2-SH2 und CD84. Allerdings konnten keine weiteren Wechselwirkungen gefunden werden.[49, 80, 81, 90] Eine Abfrage Motiv-basierter Datenbanken für SH2-Domänen ergab postulierte Wechselwirkungen für durchschnittlich 30 % der Kandidaten je SH2-Domäne.[12, 84] Interessanterweise waren die Voraussageergebnisse für die als phosphoryliert nachgewiesenen Proteine deutlich besser, bei denen eine Wechselwirkung für durchschnittlich 75 % der identifizierten Proteine postuliert wurde. Die Ergebnisse der *in silico* Analysen konnten jedoch nur partiell zur Überprüfung der massenspektrometrischen Daten herangezogen werden, da ihr Informationsgehalt zu gering war und sich nicht auf das Subproteom der Thrombozyten anwenden ließen. Der Nachweis der SH2-Protein-Wechselwirkungen musste somit proteinchemisch erfolgen.

Diskussion

Proteinchemische Validierung der Proteine

Die Überprüfung der massenspektrometrischen Daten wurde mit Hilfe von Kandidatenprotein-spezifischen Antikörpern realisiert und sollte bei optimaler Funktionalität der Antikörper für alle notwendigen Applikationen zur Identifikation des Proteins in den far-Western-Profilen führen. Die Funktionalität der Antikörper wurde anhand von klonierten Positivkontrollen überprüft. Dabei zeigte sich, dass alle Antikörper für einen Proteinnachweis im Western-Blot in den Positivkontrollen geeignet waren, jedoch nur 60 % der Antikörper für eine Präzipitation eingesetzt werden konnten (Abbildung 21 und 22).

Der Nachweis der in Tabelle 5 gelisteten Proteine war außer für Fibronektin, PTPN18 und das Vitamin-D-*binding*-Protein positiv (Abbildung 21). Dies entspricht in Bezug auf die Identifizierung einer falsch-positiv Rate von 10 %. Bei massenspektrometrischen Untersuchungen wird meistens von einer falsch-positiv-Rate von kleiner 1 % ausgegangen, deren Bestimmung jedoch rein rechnerisch und nicht durch unabhängige Methoden erfolgt.[47] Fibronektin und das Vitamin-D-*binding*-Protein sind als lösliche Proteine beschrieben und könnten bei der Präparation ausgewaschen worden sein, so dass sie im Western-Blot nicht nachweisbar sind.[73, 78] Ein Grund für den negativen Nachweis von PTPN18 könnte eine sehr geringe Expression des Proteins in Thrombozyten sein, so dass die zur Verfügung stehende Proteinmenge nicht mittels Western-Blot detektierbar ist.

Der Nachweis der Bindung der SH2-Domänen an die entsprechenden Proteine erfolgte nach SH2-Pulldown mittels Western-Blot. Hier wurden 21 Wechselwirkungen detektiert, von denen 14 Phosphotyrosin-abhängig waren, da ausschließlich Signale für die Wildtyp-SH2-Domänen gezeigt werden konnten (Abbildung 23). Für sieben Kandidaten wurden ebenfalls Banden für die mutierte SH2-Domäne detektiert. Bei den betroffenen Proteinen handelt es sich überwiegend um Komponenten des Zytoskeletts und um Chaperone, die ubiquitär und in hoher Anzahl in Zellen vorkommen und funktionell als Matrix oder Adapter zur Vernetzung des Zytoskellets dienen.[64, 68, 69, 91, 92] Eventuell eingetretene Reassoziationen von Proteinen während der Inkubation mit der SH2-Domäne können trotz Denaturierung der Lysate nicht vollständig ausgeschlossen werden. Insofern ist es möglich, dass diese Proteine als Komponenten eines Multiproteinkomplexes identifiziert wurden, von dem ein Protein an die SH2-Domäne bindet.

Die nicht validierbaren Proteine zeigen bereits im klassischen Western-Blot sehr schwache Signale, die auf eine geringe Proteinmenge schließen lassen und sich mit der semi-quantitativen Mengenbestimmung mittels Massenspektrometrie decken (René Zahedi, Leibniz Institut für analytische Wissenschaften, ISAS e.V., Dortmund; persönliche

Kommunikation). Da über die Menge an phosphorylierter Form der Proteine keine Aussage gemacht werden kann, ist zu vermuten, dass nicht genug Moleküle angereichert werden konnten, um die Nachweisgrenze im Western-Blot zu erreichen und eine Wechselwirkung mit der SH2-Domäne nachzuweisen. Diese Problematik erschwert zusätzlich den Nachweis der Tyrosinphosphorylierung nach spezifischer Anreicherung des Proteins durch Immunpräzipitation mit dem Phosphotyrosin-spezifischen Antikörper 4G10. Hier konnten nur die Phosphorylierungen für CD84, Cortactin, FYB, PECAM1 und SKAP2 nachgewiesen werden (Daten nicht gezeigt). Dies sind alles Proteine, die starke Signale im Western-Blot zeigen und im in Thrombozyten demnach stark exprimiert sind (siehe Abbildung 21). Durch Kombination von SH2-Pulldown und Western-Blot konnten bis auf LRRC69, PTPN18 und Protein G6b alle durch Massenspektrometrie als phosphoryliert identifizierten Proteine positiv validiert werden. Es lässt sich allerdings keine Aussage darüber treffen, ob der massenspektrometrisch identifizierte Phosphotyrosinrest oder zusätzliche Phosphorylierungen für die Wechselwirkung mit der SH2-Domäne verantwortlich ist.

Biologische Funktion der Kandidatenproteine in Thrombozyten

Das Ergebnis einer Literaturrecherche über Thrombozyten-spezifische Protein-Protein-Interaktionen mit hier identifizierten Phosphotyrosinresten der Kandidaten und diskutierten Interaktionen ist in Abbildung 29 zusammengefasst.
Die massenspektrometrisch identifizierten Kandidatenproteine lassen sich in einen engen Zusammenhang mit der ADP-vermittelten Aggregation bringen und sind an umfassenden Umorganisationen des Zytoskeletts oder der Signalverschaltung beteiligt. Eine Untersuchung der Kandidatenproteine in Thrombozyten ist partiell beschrieben und in eindeutig definierten Zuständen dokumentiert. Jedoch werden dabei kooperative Effekte, weiterführende Interaktionen und oftmals die zeitliche Regulation nicht weitgehend untersucht und in einen Gesamtkontext gebracht, um ein globales Verständnis über die ADP-induzierten Signalprozesse zu bekommen.
Nach Identifizierung der Proteine CD84, Cortactin, PECAM1 und SKAP2 in far-Western-Profilen ist zumindest die parallele Beschreibung und Erfassung von Phosphorylierungen dieser Proteine möglich und müsste weiter aufgelöst werden. Die Identifizierung der phosphorylierten Tyrosinreste sowie die exakte Quantifizierung der Phosphorylierung durch z.B. *multiple reaction monitoring* (MRM) sind zukünftige Aufgabenstellungen für die detaillierte Aufklärung der zugrunde liegenden Mechanismen und Protein-Protein-Wechselwirkungen.

Diskussion

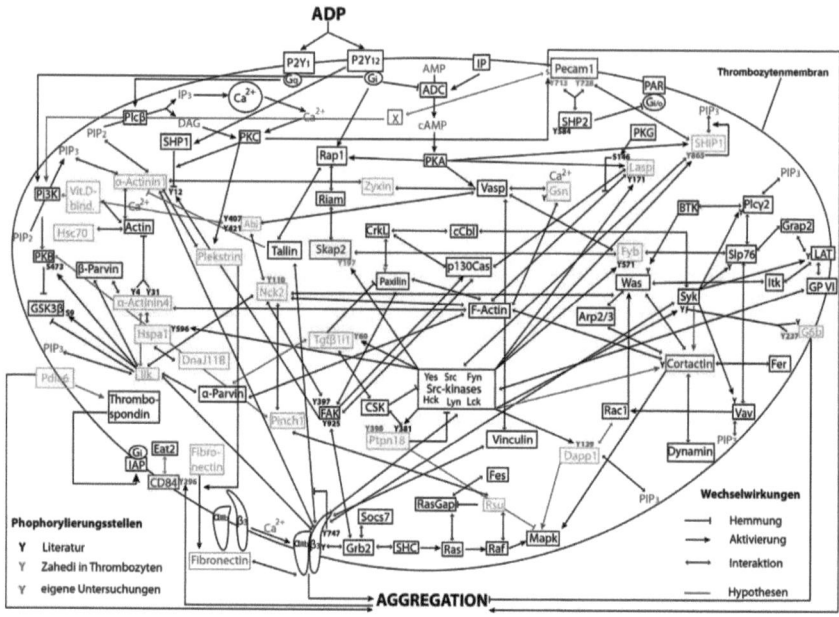

Abbildung 29: Phosphotyrosin-abhängiges Signalnetzwerk für die vier vollständig validierten Kandidatenproteine (rot) und die 24 für weitere Untersuchungen ausgewählten Proteine (orange) mit Annotation der beteiligten Kinasen, SH2-tragenden Proteine (siehe Tabelle 4), Phosphotyrosinresten und Interaktionspartnern, soweit beschrieben. Die Stimulation der ADP-Rezeptoren initiiert Signalwege, die PI3-Kinase- (P_2Y_{12}) bzw. PLCβ- (P_2Y_1) abhängig sind. Die freigesetzten *second messenger* regulieren die Aktivität und zelluläre Lokalisation von z.B. α-Actinin1, DAPP1, Gelsolin, Pleckstrin und SHIP1, die weitere Interaktionen mit anderen Proteinen eingehen. Die so eingeleitete Integrinaktivierung löst das *outside-in signaling* aus, das mit einer Aktivierung verschiedener SRC-Kinasen einhergeht und zur Phosphorylierung von z.B. Cortactin, DAPP1, FYB, Gelsolin, HSPA1, PTPN18 und SKAP2 führt, die die bereits einsetzende Umorganisation des Zytoskeletts verstärken und vom reversiblen *shape-change* in Richtung irreversibler Aggregation treiben. Die identifizierten Oberflächenrezeptoren G6b, CD84 und PECAM1 sind an der negativen Regulierung der Aggregation beteiligt und werden durch die Aktivität der Kinasen in einen inaktiven, phosphorylierten Zustand überführt, so dass sie ihre biologische Funktion verlieren und die Aggregation damit weiter verstärken. Die Aktivität verschiedener Kandidatenproteine wird durch die Bildung größerer und multifunktioneller Protein-Cluster gefördert, bei deren Bildung insbesondere die Kandidatenproteine α-Actinin4, Cortactin und NCK2 eine umfassende Rolle spielen. Namen der SH2-tragenden Proteine nach Tabelle 4; ADC=Adenylatcyclase, Arp2/3=Arp2/3 Komplex, FAK=*focal adhesion kinase*, GP VI=Glykoprotein VI, GSK3β=Glykogensynthasekinase 3β, IAP=*inhibitor of apoptosis*, IP=Prostacyclinrezeptor, LAT=*linker for activation of T-cells*, Mapk=Mitogen-aktivierte Kinase, p130Cas=*Crk-assosiated substrate*, PAR=*protease activated receptor*, PKA=Proteinkinase A, PKB=Proteinkinase B, PKC=Proteinkinase C, PKG=Proteinkinase G, Rac1=*Ras small GTP binding protein Rac1*, Rap1=*Ras related protein 1*, Raf=*Rat fibrosarcoma protein*, Ras=*Rat sarcoma protein*, Riam=*Rap1-GTP-interacting adapter molecule*, Vasp=*Vasodilator-stimulated Phosphoprotein*, WAS=Wiskott-Aldrich-Syndrom Protein, Zusammengetragen aus: [26, 27, 29, 32-34, 38, 42, 47, 49, 52, 60, 63, 65-72, 74-77, 79, 80, 90-92]. Angaben zur identifizierten Phosphorylierung in Thrombozyten nach Zahedi et al. [43].

5.5. Schlussfolgerungen und Ausblick

Die Tyrosinphosphorylierung von Proteinen ist ein wesentlicher Bestandteil der ADP-induzierten Aggregation von Thrombozyten und kann über eine far-Western-Blot-Analyse untersucht werden. Die dabei eingesetzten SH2-Domänen dienten als hochspezifische, Phosphotyrosin-abhängige Sonden mit differenziellem Bindungsverhalten. Somit war eine umfassende Beschreibung paralleler Phosphorylierungsereignisse unter Ausnutzung der Spezifität der verschiedenen SH2-Domänen möglich. Dadurch wurden gleichzeitig auftretende posttranslationale Tyrosinphosphorylierungen erfasst. Die Funktionalität der Sonden konnte reproduzierbar überprüft werden und garantiert die Verfügbarkeit qualitativ hochwertiger SH2-Domänen zur Untersuchung der Tyrosinphosphorylierung.

Eine deskriptive far-Western-Blot-Analyse erlaubt keine Aussage über die Identität des detektierten Proteins. Das ermittelte Molekulargewicht war für eine Angabe über potentielle Proteine zum Teil nicht aussagekräftig, da andere Modifikationen, wie z. B. die Glykosylierung, das Laufverhalten von Proteinen erheblich beeinflussen und eine Angabe nur auf 5 kDa genau gemacht werden konnte.[33, 87]
Deshalb wurden SH2-Domänen als Pulldown-Sonden genutzt, um Interaktionspartner zu finden, die durch eine massenspektrometrische Untersuchung identifiziert werden konnten. Die so nachgewiesenen Interaktionen ließen sich unabhängig überprüfen, wenn entsprechende Antikörper vorlagen. Insbesondere die mangelnde Verfügbarkeit von Antikörpern schränkte die Validierung einer globalen Untersuchung von Interaktionspartnern ein bzw. erlaubte nicht jede technische Applikation. Neben den proteomischen Untersuchungen von Signalprozessen gewinnt daher die Herstellung von hoch-qualitativen Antikörpern immer mehr an Bedeutung, um (sub)proteomische Datensätze in einem überschaubaren Zeitraum validieren zu können.[93] Mit Hilfe bindungs- und präzipitationsfähiger Antikörper wäre eine Zuordnung nahezu aller Banden aus den far-Western-Profilen denkbar und eine Ausweitung der Proteinidentifizierung auf weitere SH2-Domänen sinnvoll, um tiefere und detailliertere Einblicke in die ADP-vermittelte Signaltransduktion der Thrombozyten zu erlangen.

Ein weiteres Problem ist die Identifizierung der von einer SH2-Domäne erkannten Phosphorylierung, wenn dieser Phosphotyrosinrest nicht innerhalb der massenspektrometrischen Untersuchung nachgewiesen werden konnte oder in der Literatur beschrieben worden ist (Abbildung 29). Hier liegt ein wesentlicher Nachteil der massenspektrometrischen Proteinidentifizierung, die sich in dem gewählten Messverfahren zwar sehr sensitiv verhält, jedoch in einem engen Peptidfragmentfenster bewegt. Eine

Diskussion

Erfassung des Peptids hängt von dessen Größe und dessen Flugeigenschaften bzw. Fragmentierbarkeit ab, so dass rund 40 % der tryptischen Peptide den Größenfilter nicht passieren können (René Zahedi, Leibniz Institut für analytische Wissenschaften, ISAS e.V., Dortmund; persönliche Kommunikation). Dies kann durch die parallele Anwendung verschiedener Proteasen neben dem verwendeten Trypsin optimiert werden, erfordert jedoch einen größeren Arbeits- und Etablierungsaufwand. Dabei kommt erschwerend hinzu, dass Phosphorylierungen die Effizienz von Proteasen erheblich beeinträchtigen können und deshalb ein nicht ausreichender proteolytischer Verdau stattfindet.[42]

Für den Nachweis von Phosphorylierungsstellen an identifizierten Proteinen müsste entweder auf spezifische Phosphotyrosin-abhängige Antikörper zurückgegriffen werden oder die potentiellen Phosphorylierungsstellen müssten aufwendig mutiert und untersucht werden. Die Unzulänglichkeiten von Antikörpern wurden bereits diskutiert, wobei die Generierung Phosphotyrosin-spezifischer Antikörper noch aufwendiger und aufgrund der Redundanz der Phosphotyrosinposition in naher Zukunft schwer realisierbar erscheint.[8, 87]
Ein SH2-Domänen-basierter Ansatz zum Nachweis der Tyrosinphosphorylierung umgeht diese Problematik. Phosphorylierungsstellen für die Interaktion mit SH2-Domänen müssten vorher durch Literaturrecherche und Datenbankabfragen z.B. bezüglich ihrer sterischen Zugänglichkeit oder ihres Vorhandenseins in anderen Zellsystemen eingeengt werden und könnten dann molekularbiologisch mutiert werden.[12, 84, 90] Mit Hilfe solcher spezifischen Mutanten könnte die exakte Phosphotyrosinposition für die Interaktion mit der jeweiligen SH2-Domäne ermittelt werden.[8]

Der Nachweis von Protein-Protein-Interaktionen und deren von SH2-Domänen-vermittelte Kooperationen sowie die Untersuchung der biologischen Funktionalität der modifizierten Proteine ist in Thrombozyten nicht ohne weiteres möglich. Denn aufgrund eines fehlenden Zellkerns verfügen sie nur noch über residuale Ressourcen zur Proteinbiosynthese, so dass eine induzierte Expression molekularbiologisch-markierter Proteine nicht möglich ist. Ebenso wenig kann die Proteinbiosynthese durch den gezielten Einsatz spezifischer siRNA´s beeinflusst werden.

Zum Nachweis intrazellulärer Interaktionen könnten Immunpräzipitationen mit anschließender massenspektrometrischer Proteinidentifizierung für die 16 Kandidatenproteine durchgeführt werden, für die präzipitationsfähige Antikörper vorlagen. Jedoch ist eine Interpretation solcher nativen Präzipitationen schwierig, da selbst mit entsprechenden Isotypkontrollen nur schwer auf unspezifische Interaktionen geschlossen werden kann. Zielführender könnten hier co-Präzipitationen mit Nachweis publizierter oder postulierter Interaktionspartner im Western-Blot sein. Zur korrekten Interpretation solcher Daten ist die Etablierung weiterer Kontrollen und die Testung von Antikörpern jedoch unablässlich. Deren Generierung muss Bestandteil weiterführender Untersuchungen sein.

Für den Nachweis der Interaktionen in physiologisch aktiven Thrombozyten kann außerdem auf weitere Verfahren zurückgegriffen werden, wie Fluoreszenzmikroskopie oder FACS, die jedoch ebenfalls auf funktionelle Farbstoff-markierte Antikörper angewiesen sind. Für diese Applikationen könnten darüber hinaus entsprechend markierte SH2-Domänen als Sonden eingesetzt werden. Außerdem kann die biologische Aktivität in Bezug auf das Aggregationsverhalten und das Phosphorylierungsmuster durch Inhibitoren beeinflusst werden, die bei ausreichender Spezifität Rückschlüsse auf intrazelluläre Mechanismen und die beteiligten Proteine und Reaktionskinetiken zulassen.[94] Beide Ansätze erfordern jedoch ebenfalls die experimentelle Etablierung weiterer Methoden.

Der methodische Ablauf dieser Arbeit wurde erfolgreich in Thrombozyten angewendet, um posttranslational modifizierte Proteine zu identifizieren, die an der Aggregation beteiligt sind. Davon abhängige Interaktionspartner sind potentielle Ziele für neue gerinnungshemmende Wirkstoffe, deren Wirksamkeit so ebenfalls untersucht werden kann. Die gefundenen Modifizierungen können darüber hinaus als Marker zur Bestimmung des Aggregationsverhaltens von humanen Thrombozyten verwendet werden.

Wünschenswert ist außerdem die Übertragung der gewählten Strategie auf klinische Proben wie Tumor- oder Gewebebiopsien, um phosphorylierte Proteine zu identifizieren.
Der gewählte Ansatz ist vor dem Hintergrund der erhaltenen Daten robust genug, um biologisch relevante Phosphorylierungen zu erfassen, und ohne artifizielle Anreicherung der Phosphotyrosinsignale durchführbar. Die zur Proteinidentifizierung per Massenspektrometrie notwendigen Eluatmengen und die Sensitivität der verwendeten Massenspektrometer reichen aus, um Triplikate zu vermessen. Somit kann die Reproduzierbarkeit und Identifizierungswahrscheinlichkeit deutlich erhöht werden. Darüber hinaus besteht die Möglichkeiten der Quantifizierung der Phosphorylierung nach Synthese eines Phosphopeptids mittels MRM oder iTRAQ. Damit wären quantitative und vergleichende Proteomuntersuchungen möglich, die zur Aufdeckung deregulierter Tyrosinphosphorylierungsprozesse und assoziierter Protein-Protein-Interaktionen führen können.

6. Zusammenfassung

Die Phosphorylierung von Tyrosinresten ist ein wesentlicher Bestandteil der ADP-induzierten Aggregation von Thrombozyten. Das Verständnis über intrazelluläre Signalmechanismen ist für die Bestimmung des Blutungsrisikos z. B. bei der präoperativen Behandlung mit Aggregationshemmern sowie zur Beschreibung pharmakologischer Funktionalität unablässlich.

Im Rahmen dieser Arbeit wurden erstmals alle 120 beschriebenen SH2-Domänen exprimiert und in Bezug auf ihr Bindungsverhalten charakterisiert, um sie als funktionelle Sonden zur globalen Untersuchung der Tyrosinphosphorylierung in Thrombozyten einsetzen zu können. Für 67 SH2-Domänen wurde eine Phosphotyrosin-abhängige Aktivität in zwei unabhängigen Testsystemen gezeigt und die Bindungsselektivität der Domänen bestimmt.

Auf Basis dieser Daten wurden für eine Untersuchung der Tyrosinphosphorylierung in Thrombozyten 31 SH2-Domänen ausgewählt und in einer far-Western-Blot-Analyse 136 Tyrosinphosphorylierungsereignisse mit unterschiedlichen Kinetiken detektiert.
Mit Hilfe von 15 repräsentativen SH2-Domänen lassen sich darüber hinaus Aussagen über die zeit- und stimulusabhängigen, Rezeptor-spezifischen Tyrosinphosphorylierungen treffen.

Zur Identifizierung der in der far-Western-Analyse detektierten Proteine wurde ein SH2-Domänen-Pulldown mit massenspektrometrischer Proteinidentifizierung etabliert und angewendet. Mit vier SH2-Domänen wurden 285 Proteine identifiziert. Nach einer Auswahl über selektive Hintergrundkontrollen und das Anlegen von Qualitätsmerkmalen an die Identifizierung erfolgte eine Fokussierung auf 28 Kandidatenproteine.
Die ausgewählten Proteine wurden einer unabhängigen Validierung mittels Western-Blot und Immunpräzipitation unterzogen und die massenspektrometrischen Ergebnisse überprüft.

Die gewählte Strategie des Pulldowns mit massenspektrometrischer Proteinidentifizierung ergänzt den deskriptiven Ansatz des far-Western-Blots um eine SH2-Domänen-basierte Proteinidentifikation. Die validierten Ergebnisse der Identifizierung erlauben eine parallele Beschreibung diverser, ADP-induzierter Phosphorylierungsereignisse in Thrombozyten mit nur einer Phosphotyrosin-spezifischen Sonde. Eine Zuordnung beobachteter SH2-Bindungskinetiken und Regulationen zu identifizierten Proteinen kann somit eindeutig erfolgen.

Zusammenfassung

Tyrosine phosphorylation plays a crucial role in ADP-induced platelet aggregation. The understanding of induced intracellular signaling cascades is from outstanding interest, for instance, to monitore prae-surgical anticoaggulant therapy and individual drug response during pharmacological treatment.

In this thesis all human 120 SH2-domains were expressed and characterized in terms of functionality and binding characteristics, in order to use them as phosphotyrosine specific probes in the analysis of ADP stimulated platelets. For 67 SH2-domains the phosphotyrosine dependent binding activity and binding specifity was succesfully demonstrated in two independent assays.

Based on these data 31 SH2-domains were used in a global approach to achieve detailed description of ADP-induced tyrosine phosphorylation in platelets whereby different phosphorylation kinetics for 136 proteins were discovered.
Receptor-specific, time- and stimuli-dependent tyrosine phosphorylation in platelets can be comprehensively mirrored by SH2-domain profiling with a collection of 15 representative SH2-domains.

To identify the discovered phosphorylated proteins a SH2-domain pulldown coupled with protein identification by mass spectrometry was established. In total, 285 proteins were detected by four SH2-domains and after ranking by specific background controls and quality criteria based on protein identification 28 candidate proteins were further analyzed.
These proteins were independently investigated by Western blotting and immunprecipitation to validate results of mass spectrometry analysis.

The described SH2-domain pulldown strategy combines descriptive far-Western blot analysis with SH2-domain based protein identification. The validated results of mass spectrometry analysis enable a parallel description of ADP-induces tyrosine phosphorylation in platelets with only one phosphotyrosine specific probe, conceding a correlation of phosphorylation kinetics and regulation of identified proteins by tyrosine phosphorylation.

7. Literatur

1. Olsen, J.V. et al. Global, in vivo, and site-specific phosphorylation dynamics in signaling networks. *Cell* **127**, 635-648 (2006).
2. Kholodenko, B.N. Cell-signalling dynamics in time and space. *Nat Rev Mol Cell Biol* **7**, 165-176 (2006).
3. Levy, E.D., Landry, C.R. & Michnick, S.W. Cell signaling. Signaling through cooperation. *Science* **328**, 983-984 (2010).
4. Seet, B.T., Dikic, I., Zhou, M.M. & Pawson, T. Reading protein modifications with interaction domains. *Nat Rev Mol Cell Biol* **7**, 473-483 (2006).
5. Scott, J.D. & Pawson, T. Cell signaling in space and time: where proteins come together and when they're apart. *Science* **326**, 1220-1224 (2009).
6. Lim, W.A. & Pawson, T. Phosphotyrosine signaling: evolving a new cellular communication system. *Cell* **142**, 661-667.
7. Ficarro, S.B. et al. Online nanoflow multi-dimensional fractionation for high efficiency phosphopeptide analysis. *Mol Cell Proteomics* (2011).
8. Dierck, K. et al. Quantitative multiplexed profiling of cellular signaling networks using phosphotyrosine-specific DNA-tagged SH2 domains. *Nat Methods* **3**, 737-744 (2006).
9. Liu, B.A. et al. The human and mouse complement of SH2 domain proteins- establishing the boundaries of phosphotyrosine signaling. *Mol Cell* **22**, 851-868 (2006).
10. Machida, K., Mayer, B.J. & Nollau, P. Profiling the global tyrosine phosphorylation state. *Mol Cell Proteomics* **2**, 215-233 (2003).
11. Lim, W.A. & Pawson, T. Phosphotyrosine signaling: evolving a new cellular communication system. *Cell* **142**, 661-667 (2010).
12. Li, L. et al. Prediction of phosphotyrosine signaling networks using a scoring matrix-assisted ligand identification approach. *Nucleic Acids Res* **36**, 3263-3273 (2008).
13. Barr, A.J. et al. Large-scale structural analysis of the classical human protein tyrosine phosphatome. *Cell* **136**, 352-363 (2009).
14. Min, L., Joseph, R.E., Fulton, D.B. & Andreotti, A.H. Itk tyrosine kinase substrate docking is mediated by a nonclassical SH2 domain surface of PLCgamma1. *Proc Natl Acad Sci U S A* **106**, 21143-21148 (2009).
15. Bae, J.H. et al. The selectivity of receptor tyrosine kinase signaling is controlled by a secondary SH2 domain binding site. *Cell* **138**, 514-524 (2009).
16. Machida, K. & Mayer, B.J. The SH2 domain: versatile signaling module and pharmaceutical target. *Biochim Biophys Acta* **1747**, 1-25 (2005).
17. Huang, H. et al. Defining the specificity space of the human SRC homology 2 domain. *Mol Cell Proteomics* **7**, 768-784 (2008).
18. Mayer, B.J., Jackson, P.K., Van Etten, R.A. & Baltimore, D. Point mutations in the abl SH2 domain coordinately impair phosphotyrosine binding in vitro and transforming activity in vivo. *Mol Cell Biol* **12**, 609-618 (1992).
19. Felder, S. et al. SH2 domains exhibit high-affinity binding to tyrosine-phosphorylated peptides yet also exhibit rapid dissociation and exchange. *Mol Cell Biol* **13**, 1449-1455 (1993).
20. Liu, B.A. et al. SH2 domains recognize contextual peptide sequence information to determine selectivity. *Mol Cell Proteomics* **9**, 2391-2404 (2010).
21. Jones, R.B., Gordus, A., Krall, J.A. & MacBeath, G. A quantitative protein interaction network for the ErbB receptors using protein microarrays. *Nature* **439**, 168-174 (2006).
22. Kaneko, T. et al. Loops govern SH2 domain specificity by controlling access to binding pockets. *Sci Signal* **3**, ra34.
23. Michelson, A.D. Antiplatelet therapies for the treatment of cardiovascular disease. *Nat Rev Drug Discov* **9**, 154-169 (2010).

24. Ruggeri, Z.M. Platelets in atherothrombosis. *Nat Med* **8**, 1227-1234 (2002).
25. Gay, L.J. & Felding-Habermann, B. Contribution of platelets to tumour metastasis. *Nat Rev Cancer* **11**, 123-134 (2010).
26. Hartwig, J.H. et al. D3 phosphoinositides and outside-in integrin signaling by glycoprotein IIb-IIIa mediate platelet actin assembly and filopodial extension induced by phorbol 12-myristate 13-acetate. *J Biol Chem* **271**, 32986-32993 (1996).
27. Gachet, C. P2 receptors, platelet function and pharmacological implications. *Thromb Haemost* **99**, 466-472 (2008).
28. Michelson, A.D. Methods for the measurement of platelet function. *Am J Cardiol* **103**, 20A-26A (2009).
29. Li, Z., Delaney, M.K., O'Brien, K.A. & Du, X. Signaling during platelet adhesion and activation. *Arterioscler Thromb Vasc Biol* **30**, 2341-2349 (2010).
30. Levy-Toledano, S. et al. Abnormal tyrosine phosphorylation linked to a defective interaction between ADP and its receptor on platelets. *Thromb Haemost* **80**, 463-468 (1998).
31. Bachelot, C. et al. Functional implications of tyrosine protein phosphorylation in platelets. Simultaneous studies with different agonists and inhibitors. *Biochem J* **284 (Pt 3)**, 923-928 (1992).
32. Furman, M.I., Grigoryev, D., Bray, P.F., Dise, K.R. & Goldschmidt-Clermont, P.J. Platelet tyrosine kinases and fibrinogen receptor activation. *Circ Res* **75**, 172-180 (1994).
33. Rosa, J.P. et al. Reassessment of protein tyrosine phosphorylation in thrombasthenic platelets: evidence that phosphorylation of cortactin and a 64-kD protein is dependent on thrombin activation and integrin alphaIIb beta3. *Blood* **89**, 4385-4392 (1997).
34. Gross, B.S. et al. Tyrosine phosphorylation of SLP-76 is downstream of Syk following stimulation of the collagen receptor in platelets. *J Biol Chem* **274**, 5963-5971 (1999).
35. Hers, I., Donath, J., van Willigen, G. & Akkerman, J.W. Differential involvement of tyrosine and serine/threonine kinases in platelet integrin alphaIIbbeta3 exposure. *Arterioscler Thromb Vasc Biol* **18**, 404-414 (1998).
36. Quintas-Cardama, A., Han, X., Kantarjian, H. & Cortes, J. Tyrosine kinase inhibitor-induced platelet dysfunction in patients with chronic myeloid leukemia. *Blood* **114**, 261-263 (2009).
37. Gratacap, M.P. et al. The new tyrosine-kinase inhibitor and anticancer drug dasatinib reversibly affects platelet activation in vitro and in vivo. *Blood* **114**, 1884-1892 (2009).
38. Law, D.A., Nannizzi-Alaimo, L. & Phillips, D.R. Outside-in integrin signal transduction. Alpha IIb beta 3-(GP IIb IIIa) tyrosine phosphorylation induced by platelet aggregation. *J Biol Chem* **271**, 10811-10815 (1996).
39. Newman, D.K. The Y's that bind: negative regulators of Src family kinase activity in platelets. *J Thromb Haemost* **7 Suppl 1**, 195-199 (2009).
40. Sakon, M., Kambayashi, J.I. & Murata, K.H. The involvement of protein phosphatases in platelet activation. *Platelets* **5**, 130-134 (1994).
41. Rivera, J., Lozano, M.L., Navarro-Nunez, L. & Vicente, V. Platelet receptors and signaling in the dynamics of thrombus formation. *Haematologica* **94**, 700-711 (2009).
42. Zahedi, R.P., Begonja, A.J., Gambaryan, S. & Sickmann, A. Phosphoproteomics of human platelets: A quest for novel activation pathways. *Biochim Biophys Acta* **1764**, 1963-1976 (2006).
43. Zahedi, R.P. et al. Phosphoproteome of resting human platelets. *J Proteome Res* **7**, 526-534 (2008).
44. Immler, D. et al. Identification of phosphorylated proteins from thrombin-activated human platelets isolated by two-dimensional gel electrophoresis by electrospray ionization-tandem mass spectrometry (ESI-MS/MS) and liquid chromatography-electrospray ionization-mass spectrometry (LC-ESI-MS). *Electrophoresis* **19**, 1015-1023 (1998).

45. Macek, B., Mann, M. & Olsen, J.V. Global and site-specific quantitative phosphoproteomics: principles and applications. *Annu Rev Pharmacol Toxicol* **49**, 199-221 (2009).
46. Marcus, K., Immler, D., Sternberger, J. & Meyer, H.E. Identification of platelet proteins separated by two-dimensional gel electrophoresis and analyzed by matrix assisted laser desorption/ionization-time of flight-mass spectrometry and detection of tyrosine-phosphorylated proteins. *Electrophoresis* **21**, 2622-2636 (2000).
47. White, F.M. The potential cost of high-throughput proteomics. *Sci Signal* **4**, pe8 (2011).
48. Nollau, P. & Mayer, B.J. Profiling the global tyrosine phosphorylation state by Src homology 2 domain binding. *Proc Natl Acad Sci U S A* **98**, 13531-13536 (2001).
49. Machida, K. et al. High-throughput phosphotyrosine profiling using SH2 domains. *Mol Cell* **26**, 899-915 (2007).
50. Blagoev, B. et al. A proteomics strategy to elucidate functional protein-protein interactions applied to EGF signaling. *Nat Biotechnol* **21**, 315-318 (2003).
51. Bisson, N. et al. Selected reaction monitoring mass spectrometry reveals the dynamics of signaling through the GRB2 adaptor. *Nat Biotechnol* **29**, 653-658.
52. Fox, J.E. Cytoskeletal proteins and platelet signaling. *Thromb Haemost* **86**, 198-213 (2001).
53. Sambrook, J.G. (ed.) Molecular Cloning. (Cold Spring Harbor Laboratory Press New York; 2001).
54. Dierck, K., Machida, K., Mayer, B.J. & Nollau, P. Profiling the tyrosine phosphorylation state using SH2 domains. *Methods Mol Biol* **527**, 131-155, ix (2009).
55. Zeeberg, B.R. et al. GoMiner: a resource for biological interpretation of genomic and proteomic data. *Genome Biol* **4**, R28 (2003).
56. Dittrich, M. et al. Platelet protein interactions: map, signaling components, and phosphorylation groundstate. *Arterioscler Thromb Vasc Biol* **28**, 1326-1331 (2008).
57. Cattaneo, M. New P2Y12 blockers. *J Thromb Haemost* **7 Suppl 1**, 262-265 (2009).
58. Hechler, B. et al. MRS2500 [2-iodo-N6-methyl-(N)-methanocarba-2'-deoxyadenosine-3',5'-bisphosphate], a potent, selective, and stable antagonist of the platelet P2Y1 receptor with strong antithrombotic activity in mice. *J Pharmacol Exp Ther* **316**, 556-563 (2006).
59. Titz, B. et al. The proximal signaling network of the BCR-ABL1 oncogene shows a modular organization. *Oncogene* **29**, 5895-5910 (2011).
60. Birschmann, I. et al. Use of functional highly purified human platelets for the identification of new proteins of the IPP signaling pathway. *Thromb Res* **122**, 59-68 (2008).
61. Thiele, T. et al. Profiling of alterations in platelet proteins during storage of platelet concentrates. *Transfusion* **47**, 1221-1233 (2007).
62. Lienhard, G.E. Non-functional phosphorylations? *Trends Biochem Sci* **33**, 351-352 (2008).
63. Mahooti, S. et al. PECAM-1 (CD31) expression modulates bleeding time in vivo. *Am J Pathol* **157**, 75-81 (2000).
64. Witke, W. et al. Hemostatic, inflammatory, and fibroblast responses are blunted in mice lacking gelsolin. *Cell* **81**, 41-51 (1995).
65. Helgason, C.D. et al. Targeted disruption of SHIP leads to hemopoietic perturbations, lung pathology, and a shortened life span. *Genes Dev* **12**, 1610-1620 (1998).
66. Sakai, T. et al. Integrin-linked kinase (ILK) is required for polarizing the epiblast, cell adhesion, and controlling actin accumulation. *Genes Dev* **17**, 926-940 (2003).
67. Peterson, E.J. et al. Coupling of the TCR to integrin activation by Slap-130/Fyb. *Science* **293**, 2263-2265 (2001).
68. Daugaard, M., Rohde, M. & Jaattela, M. The heat shock protein 70 family: Highly homologous proteins with overlapping and distinct functions. *FEBS Lett* **581**, 3702-3710 (2007).

69. Ring, C., Ginsberg, M.H., Haling, J. & Pendergast, A.M. Abl-interactor-1 (Abi1) has a role in cardiovascular and placental development and is a binding partner of the alpha4 integrin. *Proc Natl Acad Sci U S A* **108**, 149-154 (2011).
70. Hehlgans, S., Haase, M. & Cordes, N. Signalling via integrins: implications for cell survival and anticancer strategies. *Biochim Biophys Acta* **1775**, 163-180 (2007).
71. Kos, C.H. et al. Mice deficient in alpha-actinin-4 have severe glomerular disease. *J Clin Invest* **111**, 1683-1690 (2003).
72. Li, S. et al. PINCH1 regulates cell-matrix and cell-cell adhesions, cell polarity and cell survival during the peri-implantation stage. *J Cell Sci* **118**, 2913-2921 (2005).
73. George, E.L., Georges-Labouesse, E.N., Patel-King, R.S., Rayburn, H. & Hynes, R.O. Defects in mesoderm, neural tube and vascular development in mouse embryos lacking fibronectin. *Development* **119**, 1079-1091 (1993).
74. Huang, L., Mivechi, N.F. & Moskophidis, D. Insights into regulation and function of the major stress-induced hsp70 molecular chaperone in vivo: analysis of mice with targeted gene disruption of the hsp70.1 or hsp70.3 gene. *Mol Cell Biol* **21**, 8575-8591 (2001).
75. Lian, L. et al. Loss of pleckstrin defines a novel pathway for PKC-mediated exocytosis. *Blood* **113**, 3577-3584 (2009).
76. Fournier, E. et al. The B cell SH2/PH domain-containing adaptor Bam32/DAPP1 is required for T cell-independent II antigen responses. *Curr Biol* **13**, 1858-1866 (2003).
77. Hoffman, L.M. et al. Targeted disruption of the murine zyxin gene. *Mol Cell Biol* **23**, 70-79 (2003).
78. Safadi, F.F. et al. Osteopathy and resistance to vitamin D toxicity in mice null for vitamin D binding protein. *J Clin Invest* **103**, 239-251 (1999).
79. Yu, D., Zhang, H., Blanpied, T.A., Smith, E. & Zhan, X. Cortactin is implicated in murine zygotic development. *Exp Cell Res* **316**, 848-858 (2010).
80. Nanda, N. et al. Platelet aggregation induces platelet aggregate stability via SLAM family receptor signaling. *Blood* **106**, 3028-3034 (2005).
81. Boyle, S.N., Michaud, G.A., Schweitzer, B., Predki, P.F. & Koleske, A.J. A critical role for cortactin phosphorylation by Abl-family kinases in PDGF-induced dorsal-wave formation. *Curr Biol* **17**, 445-451 (2007).
82. Panavas, T., Sanders, C. & Butt, T.R. SUMO fusion technology for enhanced protein production in prokaryotic and eukaryotic expression systems. *Methods Mol Biol* **497**, 303-317 (2009).
83. Johnson, S.A. & Hunter, T. Kinomics: methods for deciphering the kinome. *Nat Methods* **2**, 17-25 (2005).
84. Gong, W. et al. PepCyber:P~PEP: a database of human protein protein interactions mediated by phosphoprotein-binding domains. *Nucleic Acids Res* **36**, D679-683 (2008).
85. Fabian, M.A. et al. A small molecule-kinase interaction map for clinical kinase inhibitors. *Nat Biotechnol* **23**, 329-336 (2005).
86. Mallick, P. & Kuster, B. Proteomics: a pragmatic perspective. *Nat Biotechnol* **28**, 695-709 (2011).
87. Ciaccio, M.F., Wagner, J.P., Chuu, C.P., Lauffenburger, D.A. & Jones, R.B. Systems analysis of EGF receptor signaling dynamics with microwestern arrays. *Nat Methods* **7**, 148-155 (2010).
88. ten Have, S., Boulon, S., Ahmad, Y. & Lamond, A.I. Mass spectrometry-based immuno-precipitation proteomics - the user's guide. *Proteomics* **11**, 1153-1159 (2010).
89. Schreiber, T.B., Mausbacher, N., Breitkopf, S.B., Grundner-Culemann, K. & Daub, H. Quantitative phosphoproteomics--an emerging key technology in signal-transduction research. *Proteomics* **8**, 4416-4432 (2008).
90. von Mering, C. et al. STRING 7--recent developments in the integration and prediction of protein interactions. *Nucleic Acids Res* **35**, D358-362 (2007).

91. Masuelli, L. & Cutler, M.L. Increased expression of the Ras suppressor Rsu-1 enhances Erk-2 activation and inhibits Jun kinase activation. *Mol Cell Biol* **16**, 5466-5476 (1996).
92. Izaguirre, G., Aguirre, L., Ji, P., Aneskievich, B. & Haimovich, B. Tyrosine phosphorylation of alpha-actinin in activated platelets. *J Biol Chem* **274**, 37012-37020 (1999).
93. Colwill, K. & Graslund, S. A roadmap to generate renewable protein binders to the human proteome. *Nat Methods* **8**, 551-558 (2011).
94. Chatterjee, M.S., Purvis, J.E., Brass, L.F. & Diamond, S.L. Pairwise agonist scanning predicts cellular signaling responses to combinatorial stimuli. *Nat Biotechnol* **28**, 727-732 (2010).

8. Abkürzungsverzeichnis

Ein- und Dreibuchstabencode der Aminosäuren

Aminosäure	Dreibuchstaben-Code	Einbuchstaben-Code
Alanin	Ala	A
Arginin	Arg	R
Asparagin	Asn	N
Aspartat	Asp	D
Cystein	Cys	C
Glutamin	Gln	Q
Glutamat	Glu	E
Glycin	Gly	G
Histidin	His	H
Isoleucin	Ile	I
Leucin	Leu	L
Lysin	Lys	K
Methionin	Met	M
Phenylalanin	Phe	F
Prolin	Pro	P
Serin	Ser	S
Threonin	Thr	T
Tryptophan	Trp	W
Tyrosin	Tyr	Y
Valin	Val	V

Einheiten

A	Ampère
Da	Dalton
g	Gramm
h	Stunde
l	Liter
min	Minute
M	mol/l
OD	optische Dichte
sek	Sekunde
V	Volt
°C	Grad Celsius

Präfixe

Abkürzung	Vorsilbe	Faktor
f	Femto-	10^{-15}
p	Pico-	10^{-12}
n	Nano-	10^{-9}
µ	Mikro-	10^{-6}
m	Milli-	10^{-3}
c	Centi-	10^{-2}
k	Kilo-	10^{3}

Weitere Abkürzungen

ABC	Ammoniumbicarbonat
ABTS	Diammonium-2,2´-azino-di-(3-ethylbenzthiazolin)-6-sulfonsäure
ADP	Adenosindiphosphat
ARC	N6-(2-methylthioethyl)-2-(3,3,3-trifluoropropylthio)-5´-adenylsäure
ATP	Adenosintriphosphat
Bcr	*breakpoint cluster region*
BirA	Biotin-Protein-Ligase BirA
BSA	bovines Serumalbumin
CAPS	3-(Cyclohexylamino)-1-propansulfonsäure
CD	*cluster of differentiation*
DMEM	*Dulbeccos Modified Eagle Medium*
DTT	Dithiothreithol
ECL	*enhanced chemiluminescence*
E.coli	*Escherichia coli*
EDTA	Ethylendiamintetraessigsäure
EtOH	Ethanol
FACS	Fluoreszenz-aktivierte Zellsortierung
f-WB	far-Western-Blot
GAPDH	Glycerinaldehyd-3-Phosphat-Dehydrogenase
GSH	Glutathion
GST	Glutathion-S-Transferase
HA	Hämagglutinin

HRP	*horseradish peroxidase*
IP	Immunpräzipitation
IPTG	Isopropyl-β-D-Thiogalactosid
iTRAQ	*isobaric tag for relative and absolute quantification*
mAb	monoklonaler Antikörper
MeOH	Methanol
MES	2-(N-Morpholino)ethansulfonsäure
MRM	*multiple reaction monitoring*
MRS	2´-deoxy-N6-methyladenosine 3´,5´-bisphosphate Tetranatriumsalz
MW	Molekulargewicht
Myc	c-Myc Protein
OPAL	*oriented peptide array library*
pAb	polyklonaler Antikörper
PAGE	Polyacrylamidgelelektrophorese
PBS	*phosphate buffered saline*
PCR	Polymerasekettenreaktion
PH	Pleckstrin-Homologie
PMSF	Polymethylsulfonylfluorid
PTB	Phosphotyrosin-bindende Domäne
PVDF	Polyvinylidenfluorid
RT	Raumtemperatur
SAGE	Serielle Analyse der Genexpression
SDS	Natriumdodecylsulfat
SH2	Src-Homologie 2
SH3	Src-Homologie 3
siRNA	*small interfering ribonucleic acid*
SUMO	*small ubiquitin-like modifier*
TBS-T	*Tris-buffered saline mit Tween*
Tris	Tris(hydroxymethyl)-aminomethan
üN	über Nacht
v/v	Volumenanteil pro Volumen
WB	Western-Blot
w/v	Gewichtsanteil pro Volumen

9. Anhang

Übersicht der mittels Massenspektrometrie identifizierten Proteine je SH2- und Bindungsmutanten-Pulldown mit vollständigem Proteinnamen und *Uniprot-ID*. + = Identifizierung im jeweiligen Experiment; wt=bindungsaktive SH2-Domänen; mut=SH2-Bindungsmutanten

Uniprot-ID	Proteinname	ABL2_wt1	ABL2_wt2	ABL2_wt3	ABL2_mut1	ABL2_mut2	EAT2_wt1	EAT2_wt2	EAT2_wt3	EAT2_mut1	EAT2_mut2	GRB2_wt1	GRB2_wt2	GRB2_wt3	GRB2_mut1	GRB2_mut2	NCK2_wt1	NCK2_wt2	NCK2_wt3	NCK2_mut1	NCK2_mut2	VAV2_wt1	VAV2_wt2	VAV2_wt3	VAV2_mut1	VAV2_mut2
A11BS5	Protein FAM92A1				+																					
A6NE52	WD repeat-containing protein KIAA1875							+																		
A6NIZ1	Ras-related protein Rap-1b-like protein								+	+																
O00151	PDZ and LIM domain protein 1											+					+	+	+	+						
O00194	Ras-related protein Rab-27B							+									+	+								
O00299	Chloride intracellular channel protein 1							+									+	+	+	+		+				
O14578	Citron Rho-interacting kinase																					+	+	+		
O14796	SH2 domain-containing protein 1B						+	+	+																	
O14950	Myosin regulatory light chain 12B																	+						+	+	
O15020	Spectrin beta chain, brain 2																								+	
O15066	Kinesin-like protein KIF3B						+																			
O15078	Centrosomal protein of 290 kDa												+													
O15117	FYN-binding protein	+	+				+	+									+	+	+							
O15294	UDP-N-acetylglucosamine--peptide N-acetylglucosaminyltransferase 110 kDa subunit													+												
O43150	Arf-GAP with SH3 domain, ANK repeat and PH domain-containing protein 2																					+	+	+	+	+
O43294	Transforming growth factor beta-1-induced transcript 1 protein						+																+	+		
O43399	Tumor protein D54												+	+												
O43639	Cytoplasmic protein NCK2																+	+	+	+	+	+				
O43707	Alpha-actinin-4						+						+	+												
O60234	Glia maturation factor gamma																		+							
O75083	WD repeat-containing protein 1	+					+					+	+				+									
O75396	Vesicle-trafficking protein SEC22b																					+	+	+	+	+
O75558	Syntaxin-11	+																								
O75563	Src kinase-associated phosphoprotein 2	+	+				+	+									+	+	+							
O76013	Keratin, type I cuticular Ha6	+						+																		

Anhang

Accession	Protein	C1	C2	C3	C4	C5	C6	C7	C8	C9	C10	C11	C12	C13	C14	C15	C16	C17	C18	C19	C20
O94817	Autophagy-related protein 12	+								+											
O94914	Uncharacterized protein KIAA0825							+													
O95810	Serum deprivation-response protein									+	+	+	+								
O95866	Protein G6b	+	+	+			+	+													
P00338	L-lactate dehydrogenase A chain						+	+													
P00488	Coagulation factor 1III A chain	+		+			+	+		+					+	+	+				
P00558	Phosphoglycerate kinase 1						+								+	+					
P00918	Carbonic anhydrase 2									+					+	+					
P01042	Kininogen-1									+											
P01127	Platelet-derived growth factor subunit B	+		+						+				+	+	+	+		+	+	
P01137	Transforming growth factor beta-1													+	+	+	+				
P01834	Ig kappa chain C region		+				+					+									
P01857	Ig gamma-1 chain C region	+								+					+	+	+				
P01859	Ig gamma-2 chain C region									+	+	+									
P01860	Ig gamma-3 chain C region	+								+											+
P01876	Ig alpha-1 chain C region	+					+			+											
P02042	Hemoglobin subunit delta														+	+					
P02452	Collagen alpha-1(I) chain	+	+	+		+	+	+		+	+		+	+							
P02461	Collagen alpha-1(III) chain		+					+	+	+	+		+	+							
P02533	Keratin, type I cytoskeletal 14	+	+				+		+	+		+	+	+	+	+	+	+			
P02538	Keratin, type II cytoskeletal 6A	+								+				+	+	+	+	+			
P02671	Fibrinogen alpha chain		+			+				+				+	+	+	+				
P02675	Fibrinogen beta chain	+	+			+				+				+	+	+	+				+
P02679	Fibrinogen gamma chain	+	+			+	+			+			+	+	+	+	+				
P02751	Fibronectin	+	+			+	+			+			+	+	+						
P02768	Serum albumin	+	+	+	+	+	+	+	+	+	+	+	+	+	+	+	+	+			
P02774	Vitamin D-binding protein	+	+			+	+			+											
P02775	Platelet basic protein	+	+			+	+	+		+	+			+	+	+	+	+	+		
P02776	Platelet factor 4	+	+				+			+				+	+	+	+	+	+	+	+
P04040	Catalase					+								+	+	+	+				
P04075	Fructose-bisphosphate aldolase A	+		+	+	+	+	+	+	+	+		+	+	+	+	+				
P04085	Platelet-derived growth factor subunit A													+	+						
P04259	Keratin, type II cytoskeletal 6B	+	+					+		+			+	+	+	+	+	+			
P04264	Keratin, type II cytoskeletal 1		+	+	+	+	+	+	+	+			+	+	+	+	+	+			
P04275	von Willebrand factor	+				+	+														
P04406	Glyceraldehyde-3-phosphate dehydrogenase													+	+	+	+	+			
P04792	Heat shock protein beta-1					+				+				+	+	+	+	+			
P05106	Integrin beta-3													+	+	+	+				
P05121	Plasminogen activator inhibitor 1									+					+						

Anhang

ID	Name									
P05556	Integrin beta-1			+						
P05787	Keratin, type II cytoskeletal 8		+		+	+		+		
P06396	Gelsolin	+	+	+	+	+	+	+	+	
P06576	ATP synthase subunit beta, mitochondrial									+
P06703	Protein S100-A6					+				
P06733	Alpha-enolase	+		+	+		+	+	+	+ + +
P06753	Tropomyosin alpha-3 chain		+	+		+	+	+		
P07195	L-lactate dehydrogenase B chain	+		+	+			+	+	+
P07437	Tubulin beta chain							+	+	+ + +
P07737	Profilin-1			+				+	+	+ + +
P07951	Tropomyosin beta chain	+				+				
P07996	Thrombospondin-1	+	+	+	+ + +		+	+	+ + + +	+
P08107	Heat shock 70 kDa protein 1			+	+			+	+	
P08123	Collagen alpha-2(I) chain	+	+			+	+			
P08217	Chymotrypsin-like elastase family member 2A	+				+	+	+		
P08514	Integrin alpha-IIb		+	+	+ +			+	+ + + +	
P08567	Pleckstrin							+	+ +	+ + + +
P08779	Keratin, type I cytoskeletal 16		+			+		+	+ + +	+
P0C881	Radial spoke head 10 homolog B							+		+
P10412	Histone H1.4							+		
P10720	Platelet factor 4 variant				+			+	+ + +	
P10809	60 kDa heat shock protein, mitochondrial							+		
P10909	Clusterin							+	+ + +	
P11021	78 kDa glucose-regulated protein	+	+	+ + +	+			+ + + +	+	+ + +
P11142	Heat shock cognate 71 kDa protein	+	+	+ + +				+ + + +		
P12273	Prolactin-inducible protein							+		
P12814	Alpha-actinin-1		+	+	+			+ + + +	+	
P13224	Platelet glycoprotein Ib beta chain								+ + +	
P13645	Keratin, type I cytoskeletal 10	+ + +	+	+ + +	+	+ +		+ + + +		
P13646	Keratin, type I cytoskeletal 13				+					
P13647	Keratin, type II cytoskeletal 5	+ +		+	+	+ +		+ + + +		
P14174	Macrophage migration inhibitory factor							+		
P14618	Pyruvate kinase isozymes M1/M2	+ + + +	+ + +	+	+ + +			+ + + +		
P14625	Endoplasmin							+ + +		
P14649	Myosin light chain 6B			+	+ +			+		
P14770	Platelet glycoprotein I1								+	
P14923	Junction plakoglobin	+			+					
P15531	Nucleoside diphosphate	+			+			+ +		

ID	Protein																							
	kinase A																							
P15924	Desmoplakin	+	+				+									+				+				
P16109	P-selectin					+																		
P16284	Platelet endothelial cell adhesion molecule	+	+	+		+	+	+																
P17066	Heat shock 70 kDa protein 6													+											
P18206	Vinculin	+	+	+	+	+	+	+	+	+	+		+	+	+	+	+	+	+					+
P20936	Ras GTPase-activating protein 1																+	+	+	+	+				
P21291	Cysteine and glycine-rich protein 1												+												
P21333	Filamin-A	+	+	+	+	+	+	+	+	+	+	+	+	+	+	+	+	+	+	+	+	+			
P21741	Midkine												+												
P22061	Protein-L-isoaspartate(D-aspartate) O-methyltransferase												+												
P22392	Nucleoside diphosphate kinase B												+												
P23284	Peptidyl-prolyl cis-trans isomerase B												+	+											
P23528	Cofilin-1												+	+	+	+									
P23560	Brain-derived neurotrophic factor												+												
P25705	ATP synthase subunit alpha, mitochondrial	+					+				+		+												
P26038	Moesin					+	+	+	+	+															+
P27105	Erythrocyte band 7 integral membrane protein					+																			
P27348	14-3-3 protein theta					+	+										+								
P27797	Calreticulin					+			+								+								
P29279	Connective tissue growth factor												+												
P29350	Tyrosine-protein phosphatase non-receptor type 6		+				+																		
P30041	Peroxiredoxin-6					+		+									+	+							
P30044	Peroxiredoxin-5, mitochondrial	+	+			+	+										+	+							
P30101	Protein disulfide-isomerase A3												+	+											
P30304	M-phase inducer phosphatase 1										+														
P31946	14-3-3 protein beta/alpha					+					+														
P34931	Heat shock 70 kDa protein 1-like												+	+	+	+									
P35527	Keratin, type I cytoskeletal 9	+	+	+	+	+	+	+	+	+	+	+	+	+	+	+	+	+	+	+	+	+			
P35579	Myosin-9		+			+	+				+		+	+	+		+	+	+	+	+	+			
P35908	Keratin, type II cytoskeletal 2 epidermal	+	+	+		+	+	+		+	+		+	+	+	+	+								
P37802	Transgelin-2	+					+	+	+				+	+	+	+	+	+							
P38646	Stress-70 protein, mitochondrial												+												

ID	Protein	1	2	3	4	5	6	7	8
P40926	Malate dehydrogenase, mitochondrial		+				+	+	
P42684	Tyrosine-protein kinase ABL2	+	+	+					
P48047	ATP synthase subunit O, mitochondrial						+	+	
P48059	LIM and senescent cell antigen-like-containing domain protein 1			+			+	+	+	+
P48426	Phosphatidylinositol-5-phosphate 4-kinase type-2 alpha						+	+	
P48668	Keratin, type II cytoskeletal 6C	+							
P48735	Isocitrate dehydrogenase [NADP], mitochondrial			+			+		+
P49441	Inositol polyphosphate 1-phosphatase								+
P49773	Histidine triad nucleotide-binding protein 1						+	+	
P50552	Vasodilator-stimulated phosphoprotein	+					+	+	+	+
P51572	B-cell receptor-associated protein 31			+					
P52566	Rho GDP-dissociation inhibitor 2	+		+	+	+			
P52735	Guanine nucleotide exchange factor VAV2							+	+
P52943	Cysteine-rich protein 2	+			+				
P55072	Transitional endoplasmic reticulum ATPase						+	+	+	
P56385	ATP synthase subunit e, mitochondrial						+		
P60174	Triosephosphate isomerase			+			+	+	+	+
P60660	Myosin light polypeptide 6			+				+	+	
P60709	Actin, cytoplasmic 1	+	+	+	+	+	+	+	+
P60981	Destrin						+	+	+	
P61006	Ras-related protein Rab-8A			+					
P61160	Actin-related protein 2		+	+	+		+	+	+		+
P61224	Ras-related protein Rap-1b	+		+			+	+	+	+
P61586	Transforming protein RhoA						+		+
P61626	Lysozyme C				+				
P61769	Beta-2-microglobulin			+				+	+
P61981	14-3-3 protein gamma		+			+	+	+	+
P62258	14-3-3 protein epsilon			+	+	+		+	+	+
P62736	Actin, aortic smooth muscle		+	+					
P62937	Peptidyl-prolyl cis-trans isomerase A						+	+	+	+
P62979	Ubiquitin-40S ribosomal protein S27a								+
P62988	Ubiquitin	+	+	+			+	+	
P62993	Growth factor receptor-bound protein 2			+	+	+			

ID	Protein	Section 1	Section 2	Section 3	Section 4	Section 5	Section 6
P63104	14-3-3 protein zeta/delta	+ +		+ + +	+	+	+ + + +	+ + + + +
P67936	Tropomyosin alpha-4 chain	+	+ +			+ + + +	
P68363	Tubulin alpha-1B chain					+ + +	
P68366	Tubulin alpha-4A chain	+	+ +		+	+ + + + +	
P68371	Tubulin beta-2C chain					+ + +	
P68871	Hemoglobin subunit beta	+ +	+ + +	+ +		+ + + + +	+ +
P69905	Hemoglobin subunit alpha					+ + + + +	
P78417	Glutathione S-transferase omega-1		+	+			
P81605	Dermcidin	+ + + +		+ +	+ + +	+ + +	
Q00537	Cell division protein kinase 17						+
Q00610	Clathrin heavy chain 1		+				
Q00872	Myosin-binding protein C, slow-type		+	+			
Q01518	Adenylyl cyclase-associated protein 1	+	+ +	+			
Q04695	Keratin, type I cytoskeletal 17	+ +		+	+		
Q04837	Single-stranded DNA-binding protein, mitochondrial					+ +	
Q05682	Caldesmon	+ + +	+ + +	+ +	+	+ + + + +	+ + + + +
Q07021	Complement component 1 Q subcomponent-binding protein, mitochondrial	+					
Q08043	Alpha-actinin-3	+					
Q08495	Dematin		+			+	+ + + + +
Q09666	Neuroblast differentiation-associated protein AHNAK		+				
Q0VDD8	Dynein heavy chain 14, a1onemal		+			+	
Q12959	Disks large homolog 1		+				
Q12974	Protein tyrosine phosphatase type IVA 2					+	
Q13418	Integrin-linked protein kinase	+ +		+			
Q13496	Myotubularin						+
Q13509	Tubulin beta-3 chain		+				
Q13561	Dynactin subunit 2					+ + +	
Q13642	Four and a half LIM domains protein 1					+ + + +	
Q13733	Sodium/potassium-transporting ATPase subunit alpha-4	+					
Q14019	Coactosin-like protein	+	+		+ +		
Q14031	Collagen alpha-6(IV) chain	+					
Q14247	Src substrate cortactin	+ +	+	+		+	
Q14525	Keratin, type I cuticular Ha3-II	+	+				
Q14533	Keratin, type II cuticular Hb1	+	+				
Q14554	Protein disulfide-isomerase A5					+ +	
Q14667	UPF0378 protein KIAA0100	+					

ID	Protein	1	2	3	4	5	6	7	8	9
Q14690	Protein RRP5 homolog	+								
Q14847	LIM and SH3 domain protein 1			+	+	+		+		
Q15019	Septin-2							+		
Q15084	Protein disulfide-isomerase A6							+	+	+	+
Q15404	Ras suppressor protein 1	+	+		+	+	+	+		
Q15751	Probable E3 ubiquitin-protein ligase HERC1					+				
Q15942	Zyxin	+			+	+	+	+		+	+	+
Q16625	Occludin	+								
Q16649	Nuclear factor interleukin-3-regulated protein							+		+	
Q3SY84	Keratin, type II cytoskeletal 71	+					+			
Q3ZCM7	Tubulin beta-8 chain			+		+		+	+		
Q3ZCW2	Galectin-related protein								+	
Q3ZN06	Non-structural polyprotein 1AB							+		
Q5D862	Filaggrin-2								+	+
Q5QNW6	Histone H2B type 2-F	+				+		+		
Q5T749	Keratinocyte proline-rich protein	+						+		
Q5VZ89	DENN domain-containing protein 4C									+	+
Q5IKE5	Keratin, type II cytoskeletal 79		+			+				
Q68CQ4	Digestive organ expansion factor homolog							+		
Q6GPI1	Chymotrypsinogen B2	+						+		
Q6PEY2	Tubulin alpha-3E chain	+						+		
Q6ZNQ3	Leucine-rich repeat-containing protein 69			+						
Q7L591	Docking protein 3									+	+	+	+	+
Q7RTP6	Protein MICAL-3								+		+	+
Q7Z5M8	Abhydrolase domain-containing protein 12B	+				+				
Q86U90	YrdC domain-containing protein, mitochondrial									+
Q86U17	Fermitin family homolog 3	+	+			+			+	+	+	
Q86ID5	Protein FAM131B									+	+	+
Q86YZ3	Hornerin	+					+		+	
Q8IU54	Interleukin-29	+			+		+			
Q8IUD2	ELKS/Rab6-interacting/CAST family member 1									+	+	+	+	+
Q8IVG5	Sterile alpha motif domain-containing protein 9-like	+	+					+		
Q8IZP0	Abl interactor 1								+		+	+
Q8N3H0	Protein FAM19A2						+			
Q8NB59	Synaptotagmin-14	+								
Q8NG35	Beta-defensin 105							+		
Q8TEW0	Partitioning defective 3							+		

Accession	Protein	1	2	3	4	5	6	7	8	9
	homolog									
Q8WUW1	Probable protein BRICK1							+		
Q92686	Neurogranin	+	+			+				
Q92835	Phosphatidylinositol-3,4,5-trisphosphate 5-phosphatase 1			+						
Q92945	Far upstream element-binding protein 2	+			+	+	+	+	+	+
Q96AE4	Far upstream element-binding protein 1				+	+	+	+	+	
Q96HY7	Probable 2-oxoglutarate dehydrogenase E1 component DHKTD1, mitochondrial	+	+	+	+	+				
Q96J92	Serine/threonine-protein kinase WNK4	+	+			+				
Q96KB5	Lymphokine-activated killer T-cell-originated protein kinase				+					
Q99439	Calponin-2	+		+	+		+		+	
Q99470	Stromal cell-derived factor 2							+		
Q99613	Eukaryotic translation initiation factor 3 subunit C									+ + +
Q99952	Tyrosine-protein phosphatase non-receptor type 18	+ + +			+ +					
Q9BQE3	Tubulin alpha-1C chain		+		+ + +			+		+
Q9BUQ8	Probable ATP-dependent RNA helicase DDX23									+
Q9BYE9	Protocadherin-24		+							
Q9H173	Nucleotide exchange factor SIL1							+ + + + +		
Q9H299	SH3 domain-binding glutamic acid-rich-like protein 3									+
Q9H307	Pinin									+
Q9H4B7	Tubulin beta-1 chain		+ +				+	+ + + +	+	+
Q9H4M9	EH domain-containing protein 1				+					
Q9H6D7	HAUS augmin-like complex subunit 4	+			+					
Q9HBI1	Beta-parvin				+					
Q9HCN8	Stromal cell-derived factor 2-like protein 1							+		
Q9NSB4	Keratin, type II cuticular Hb2	+						+		
Q9NY65	Tubulin alpha-8 chain			+						
Q9NZN3	EH domain-containing protein 3						+			
Q9P2B4	CTTNBP2 N-terminal-like protein	+			+ +	+				+ + + +
Q9UBS4	DnaJ homolog subfamily B member 11							+ + +		
Q9UBW5	Bridging integrator 2		+	+			+		+	
Q9UDT6	CAP-Gly domain-containing linker protein 2	+		+						
Q9UIB8	SLAM family member 5	+ + +		+ +						

ID	Name	C1	C2	C3	C4	C5
Q9UIF9	Bromodomain adjacent to zinc finger domain protein 2A		+		+	
Q9UJ15	Anaphase-promoting complex1 subunit 4	+		+		
Q9UL25	Ras-related protein Rab-21				+	
Q9ULB5	Cadherin-7	+				
Q9ULV4	Coronin-1C		+	+	+ + + +	+	+ +
Q9UN19	Dual adapter for phosphotyrosine and 3-phosphotyrosine and 3-phosphoinositide		+ + +			
Q9UPN3	Microtubule-actin cross-linking factor 1, isoforms 1/2/3/5			+		+
Q9UPY6	Wiskott-Aldrich syndrome protein family member 3				+	
Q9UQB3	Catenin delta-2	+				
Q9Y243	RAC-gamma serine/threonine-protein kinase					+
Q9Y251	Heparanase				+ +	
Q9Y2L6	FERM domain-containing protein 4B					+ + +
Q9Y490	Talin-1	+ + +	+ + + +	+ + + +	+ + + + +	+ + + +
Q9Y608	Leucine-rich repeat flightless-interacting protein 2	+ +				

10. Veröffentlichungen und Förderungen

Zitierfähige Abstracts

Deciphering phosphotyrosine-mediated signaling in ADP-activated human platelets
H. Schweigel, J. Geiger, F. Beck, R. Zahedi, A. Sickmann, C. Wagener, U. Walter and P. Nollau; IFCC-WorldLab Berlin, 15.-19. Mai 2011; Berlin

Vorträge

Global analysis of the platelet tyrosine phosphoproteom by SH2-domain profiling
Schweigel H.; Geiger J.; Hubertus, K.; Schütz, C.; Walter U.; Nollau, P.; 55. Jahrestagung der Gesellschaft für Thrombose- und Hämostaseforschung, 16.-19. Februar 2011; Wiesbaden

Poster

Deciphering the platelet tyrosine phosphoproteome by SH2-domain profiling
Schweigel, H; Beck, F; Geiger, J; Walter U; Sickmann, A; Zahedi, R; Nollau, P; Molecular Life Sciences 2011; International Symposium of the German Society for Biochemistry and Molecular Biology (GBM); 25.-28. September 2011; Frankfurt/Main

Quantitative and time resolved high-throughput analysis of ADP induced tyrosine phosphorylation in platelets
Jörg Geiger, Ulrich Walter, Hardy Schweigel, Peter Nollau, Rene Zahedi, Albert Sickmann; XXIII. Congress of the International Society on Thrombosis and Haemostasis, 23.-28. Juli 2011; Kyoto

Global characterisation of the state of tyrosine phosphorylation of activated human platelets by SH2-profiling
Schweigel H., Geiger J., Beck F., Zahedi RP., Walter U., Sickmann A., Nollau P.; Conference on System Biology of Mammalian Cells, 3.-5. Juni 2010; Freiburg/Brsg.

Combining phosphorylation analysis and network predictions
Schweigel H., Beck F., Zahedi RP., Dandekar T., Nollau P. and Sickmann A.; MedSys Evaluation Conference, 1.-2. Juni 2010; Freiburg/Brsg.

Förderungen

Diese Arbeit wurde gefördert durch das Bundesministerium für Bildung und Forschung - innerhalb des MedSys-Verbundvorhabens „Systembiologie der ADP-Rezeptorantagonisten (SARA)". Teilprojekt E, Förderkennzeichen: 0315395C.

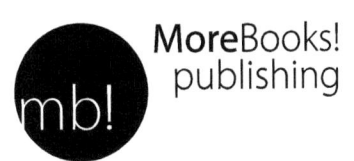

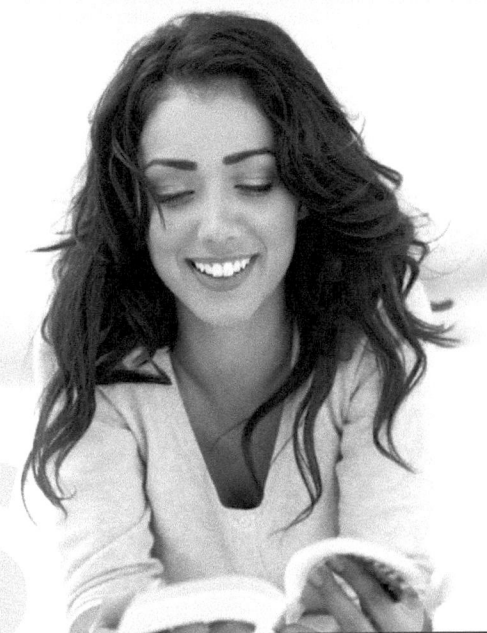

i want morebooks!

Buy your books fast and straightforward online - at one of world's fastest growing online book stores! Environmentally sound due to Print-on-Demand technologies.

Buy your books online at
www.get-morebooks.com

Kaufen Sie Ihre Bücher schnell und unkompliziert online – auf einer der am schnellsten wachsenden Buchhandelsplattformen weltweit! Dank Print-On-Demand umwelt- und ressourcenschonend produziert.

Bücher schneller online kaufen
www.morebooks.de

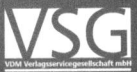

VDM Verlagsservicegesellschaft mbH
Heinrich-Böcking-Str. 6-8   Telefon: +49 681 3720 174   info@vdm-vsg.de
D - 66121 Saarbrücken   Telefax: +49 681 3720 1749   www.vdm-vsg.de

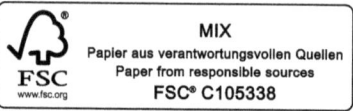

Printed by Books on Demand GmbH, Norderstedt / Germany